工业和信息化普通高等教育"十二五"规划教材立项项目

21 世纪高等学校计算机规划教材

21st Century University Planned Textbooks of Computer Science

医药信息技术基础
实践指导（第2版）

Principles and Practices of Medical Informatics (2nd Edition)

晏峻峰 刘青萍 主编

U0341526

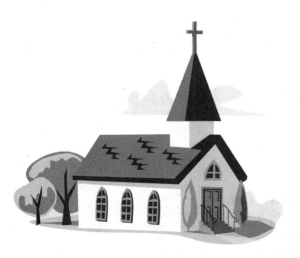

高校系列

人 民 邮 电 出 版 社

北　京

图书在版编目（CIP）数据

医药信息技术基础实践指导 / 晏峻峰，刘青萍主编
. -- 2版. -- 北京 ：人民邮电出版社，2014.2 (2019.1 重印)
21世纪高等学校计算机规划教材. 高校系列
ISBN 978-7-115-34136-5

Ⅰ. ①医… Ⅱ. ①晏… ②刘… Ⅲ. ①计算机应用—
医药学—高等学校—教材 Ⅳ. ①R319

中国版本图书馆CIP数据核字(2014)第008781号

内 容 提 要

本书是《医药信息技术基础（第 2 版）》的配套实践教材，用于实践课堂与课后开展学习活动的指导。
主要内容包括与《医药信息技术基础（第 2 版）》各章配套的实践活动和综合测试两部分。

本书可作为高等医药院校本、专科学生的计算机基础实践教材，也可作为医药卫生领域科技人员开展
信息技术基础培训的实践教材。

◆ 主　　编　晏峻峰　刘青萍
　　责任编辑　邹文波
　　责任印制　彭志环　杨林杰
◆ 人民邮电出版社出版发行　　北京市丰台区成寿寺路 11 号
　　邮编　100164　电子邮件　315@ptpress.com.cn
　　网址　http://www.ptpress.com.cn
　　固安县铭成印刷有限公司印刷
◆ 开本：787×1092　1/16
　　印张：6.75　　　　　　　　　2014 年 2 月第 2 版
　　字数：173 千字　　　　　　　2019 年 1 月河北第 7 次印刷

定价：23.00 元

读者服务热线：(010)81055256　印装质量热线：(010)81055316
反盗版热线：(010)81055315
广告经营许可证：京东工商广登字 20170147 号

本书编委会

主　　编：晏峻峰　刘青萍

副主编：刘东波　李　曼　占　艳　陈志鹏

编　　委：（按姓氏笔画排列）

　　　　　王志辉　占　艳　刘东波　任学刚

　　　　　刘青萍　李　曼　陈志鹏　周燃犀

　　　　　晏峻峰　彭荧荧　瞿昊宇

第 2 版 前 言

　　《论语·魏灵公》："工欲善其事，必先利其器。居是邦也，事其大夫之贤者，友其士之仁者。"器，即工具也。要做好工作，先要使工具锋利。比喻要做好一件事，准备工作非常重要。医药信息技术是医药专业学习必备的工具，学好医药信息技术，专业准备工作做好了，就可以事半功倍！

　　本书是《医药信息技术基础（第 2 版）》的配套实践教材，用于实践课堂与课后开展学习活动的指导。期望读者能够通过书中各项活动的开展，使个人的计算机操作技能得以全面加强，医药信息素养获得有效提升，创新思维能力逐渐得到拓展。

编者

2014 年 1 月

目 录

第2部分 综合测试 ……………… 91

第1部分　实践活动

项目 1
计算机与医药信息学

活动 1　问卷调查

一、活动目的

师生之间、学生之间交流讨论，以相互了解对方已掌握计算机知识的情况，达到学习目的。

二、活动内容

1. 请同学们填写如表 1-1 所示的调查表，并提交给老师，以了解同学们掌握计算机知识的情况，为后续教学提供参考。

2. 请同学们依据调查表的内容发言，谈谈自己感兴趣的计算机的知识，并进行讨论。

3. 回答下列问题。

（1）请回答你会用什么样的方法收集、统计问卷的填写情况并保存问卷？请思考提高效率的方法，并列出步骤来与同学进行讨论，以选出大家公认的最优方法。

（2）根据问卷填写的情况，试统计班上同学拥有哪种数码设备最多？如果使用计算机进行统计，有什么方法能帮助解决这个问题？请动手实践。

表 1-1　调查表

基本信息					
学号		姓名		班级	
年龄		性别		生源地	

续表

1. 你是否对计算机感兴趣?

A. 不感兴趣	B. 只是想用计算机娱乐和上网
C. 比较感兴趣，想学一些实用的计算机知识	D. 很感兴趣，想用计算机设计出一些作品

2. 你最早接触计算机的时间是什么时候?

A. 小学	B. 初中
C. 高中	D. 没有接触过计算机

3. 你目前的计算机知识主要来自于哪里?

A. 高中的信息技术课程	B. 父母或朋友	C. 自学	D. 其他

4. 你最常用的数码设备有哪些? （可多选）

A. 台式机	B. 笔记本电脑	C. 智能手机	D. 平板电脑
E. 数码相机/摄影机	F. MP3、MP4	E. 其他	

5. 你平时上网的情况如何?

A. 经常上网	B. 偶尔上网	C. 基本不上网	

6. 平时上网主要做什么? （可多选）

A. 网上聊天、社交	B. 游戏	C. 看电影	D. 购物
E. 查找信息	F. 学习、查找资料	G. 其他	

7. 你学习过哪些计算机基础知识? （可多选）

A. 计算机组装	B. 计算机维护	C. Windows 基本操作	D. 办公软件的使用
E. 编程	F. 图像处理	G. 网页制作	H. 其他

8. 你学这门课程想要达到什么目标?

A. 计算机扫盲就可以了	B. 学一些常用软件今后学习、工作用得到就行
C. 能熟练应用计算机软硬件，当个高手	D. 对计算机某个方面特别感兴趣，希望深入学习

9. 你认为大学计算机教学是为了什么?

A. 应用	B. 通过计算机等级考试

10. 假如对你开设如下课程你想学习哪几门? （可多选）

A. 微机组装与维护	B. 网络技术及应用	C. 网页设计基础	D. 电子商务基础及应用
E. 信息处理基础	F. 多媒体技术及应用	G. 数据库基础及其应用	H. 管理信息系统
I. 程序设计及其应用	J. 三维建模与动画设计	K. 统计与分析软件应用	L. 其他（请填写）

11. 你想获得的与计算机相关的证书有哪些?

A. 全国计算机软件专业技术资格和水平考试（人事部和信息产业部）	B. 全国计算机等级考试（教育部考试中心）
C. 全国计算机及信息高新技术培训考试（劳动和社会保障部职业技能鉴定中心）	D. 计算机应用水平测试（教育部考试中心）
E. 国外著名的计算机公司组织的计算机证书考试	F. 其他（请填写）

12. 如果在学校网站有各科教学资源你会去看吗?

A. 会看	B. 不会看	C. 想看但找不到相关资料

13. 你能熟练的在网上查找资料吗?

A. 非常熟练	B. 会，但不熟练	C. 会一点	D. 不会

活动 2　医药信息技术专题报告与讨论

一、活动目的

1. 了解医药信息学的研究内容。
2. 掌握使用搜索引擎在网上查找信息的方法。
3. 熟悉使用网络数据库查找信息的方法。
4. 掌握文献管理软件的使用。

二、活动内容

1. 选择活动主题。

请同学们就如下项目中的一项准备一篇报告发言稿，以通俗易懂的方式介绍项目所涉及的相关知识，并将写好的发言稿提交给老师。

- 医学影像处理技术。
- 医学知识工程，知识表达、知识库、推理机和医学专家系统。
- 计算机化的医疗仪器设备研发。
- 网络医疗：远程监护、远程医疗等。
- 计算机辅助医学教育。
- 医疗电子商务。
- 医用机器人工程。
- 医学隐私保护与信息安全。
- 数字化虚拟人。

2. 活动步骤。

（1）使用搜索引擎查找所需信息。

分别利用全文索引（如 google 或 baidu）和目录索引（Yahoo 或新浪）在 Internet 上查找以上主题（任选一个），搜索相关的信息，要求记录最切合主题的信息站点的网页地址、信息摘要及有特色的图片，将获得的信息阅读之后，整理成一篇短文，以 Word 文档（即 .docx 格式）保存，作为附件发送到自己的电子邮箱。

（2）使用 Pubmed 进行英文文献的检索，搜索步骤（1）中你所选择的主题，阅读英文文章摘要后，下载 3 篇最切合主题的免费全文，将其作为附件发送到自己的电子邮箱。

（3）分别使用维普、中国知网进行全文数据库的检索，搜索步骤（1）中你所选择的主题，阅读文章摘要后，下载 3 篇（维普、中国知网各下载 3 篇）最切合主题的全文，将其作为附件发送到自己的电子邮箱。

（4）利用医学文献王对文献进行管理和利用。

医学文献王的安装步骤如下。

① 下载地址：http://www.medscape.com.cn/download_manager/。在"医学文献王"栏单击《医学文献王》V3 试用版"，链接到下载页面。

② 在下载页面单击下载链接进行安装文件的下载，下载文件为 MedRef_3.0_trial.zip 压缩文件。

③ 将压缩文件解压缩后（得到.exe 和.txt 两个文件），双击.exe 可执行文件进行试用版的安装，出现安装向导对话框，如图 1-1 所示。按照安装提示的操作步骤完成安装。

> 提示：卸载医学文献王的步骤是，选择【开始】→【控制面板】→【卸载程序】，选择"医学文献王 3.0"，单击【卸载】按钮，即可卸载医学文献王。

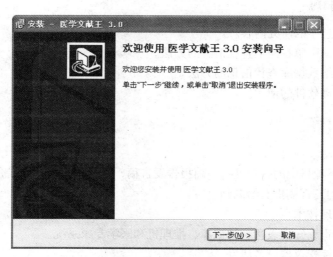

图 1-1　医学文献王安装向导

④ 利用医学文献王对文献题录进行管理和利用。

用医学文献王分别在 Pubmed、中国知网、维普数据库中对以上主题（任选一个）的文献进行检索。

在医学文献王的"目录树窗口"，【我的文献库】下的【文献】文件夹下创建一个以检索主题为名称的文件夹，将检索得到的文献题录以及全文下载保存到该文件夹中。对下载的题录信息或者全文进行阅读标注，并撰写读书笔记。

3. 撰写发言稿和制作 PPT 幻灯片。

（1）按照以上介绍在网上搜寻资料，根据获得的文献以及资料写一短篇报告演讲稿（以 Word 文档保存），内容为对本检索主题的发展以及现状的概述。要求文中包括本人的观点，且通俗易懂。

（2）将演讲稿的内容制作成幻灯片。要求幻灯片风格统一、简洁大方、图文并茂，并将报告演讲稿以及幻灯片发送到老师指定的电子邮箱或网络地址。

知识拓展 1　国外主要医药信息学研究机构、学术团体与期刊

1. 国外主要研究机构。

（1）哥伦比亚大学健康科学中心（http://cpmcnet.columbia.edu/）。

（2）斯坦福医学院（http://www.med.stanford.edu/）。

（3）哈佛医学院（http://www.hms.harvard.edu/）。

（4）印地安那大学医学院（http://www.medicine.iu.edu/）。

（5）佛罗里达大学医学院（http://www.med.ufl.edu/）。

2．医药信息学学术团体。

　　最早成立的信息学学术团体是国际信息处理联盟（International Federation of Information Processing，IFIP），它成立于 1959 年，它的目的是促进信息科学的发展。与"医药信息学"相关的学术团体是"国际医药信息学会"，它的历史可以追溯到 1967 年，当时，国际信息处理联盟成立了与医学卫生相关的专业委员会，即第四技术委员会（TC—4），后命名为国际医药信息学会（International Medical Informatics Association，IMIA），表 1-2 所示为其下设立的各个工作组，于 1974 年召开首届学术年会，1989 年成为独立的国际医药信息学会。IMIA 得到世界卫生组织（World Health Organizntion，WHO）的支持，它是被世界卫生组织认可的非政府组织。IMIA 采用团体会员制，对每个国家只接受一个团体会员。其通用语言为英语。

　　作为非政府组织，IMIA 与世界卫生组织保持着密切的联系。IMIA 采用团体会员制，其成员众多，包括有 40 多个国家的会员组织，许多大学、学术团体及相关协会也通过所在国的授权组织加入其中，是世界上最有影响力的医药信息学国际化机构。IMIA 每月出版的"Healthcare Informatics"和每年出版的"IMIA Yearbook of Medical Informatics"是了解医药信息学最新发展动态的优秀参考读物。IMIA 每 3 年召开一次全世界医药信息学大会，汇集世界各国的学术论文，进行学术交流，出版学术论文集等，极大地推动了世界医药信息学的发展。表 1-3 所示为 2004 年前每 3 年一届的世界医药信息大会召开的时间与地点。

表 1-2　　　　　　　　　　　　　　　IMIA 的专业组

（Working Group，工作组）	专业组
1	信息科学和医学教学
4	医疗卫生信息系统的数据保护
5	社区医疗卫生信息学
6	医疗卫生数据的编码和分类
7	生物信号和模式解释
9	卫生信息学的发展
10	医院信息系统
11	牙科信息学
13	医药信息学对机构组织结构的影响
14	医疗卫生专业工作站
15	医疗卫生信息学评估和质量改善
16	医疗卫生信息学的标准
17	电子病历

表 1-3　　　　　　2004 年前每 3 年一届的世界医药信息大会召开的时间与地点

序　　号	时间（年）	地　　点
1	1974	斯德哥尔摩（Stockholm）
2	1977	多伦多（Toronto）

续表

序　号	时间（年）	地　点
3	1980	东京（Tokyo）
4	1983	阿姆斯特丹（Amsterdam）
5	1986	华盛顿（Washington, D C）
6	1989	北京/新加坡（Beijing & Singapore）
7	1992	日内瓦（Geneva）
8	1995	温哥华（Vancouver）
9	1998	汉城（Seoul）
10	2001	伦敦（London）
11	2004	旧金山（San Francisco）

美国医药信息学协会（American Medical Informatics Association，AMIA）：AMIA 是一个非赢利性学术组织，在 1990 年由美国医学系统及信息学协会（American Association for Medical Systems and Informatics，AAMSI）、美国医药信息学学会（American College of Medical Informatics，ACMI）、卫生保健中计算机应用会议（The Symposium on Computer Applications in Medical Care，SCAMC）三大组织合并而成，其成员包括医生、护士、计算机学家、信息学家、生物工程学家、医学图书馆员、科研人员及教师。它是国际医药信息学协会在美国的官方代表机构。AMIA 举办的年度讨论会"The AMIA Annual Symposium"，是在医药信息学方面得到广泛认可的年度会议，在世界范围有很大的影响力。JAMIA（The Journal of the American Medical Informatics Association）是 AMIA 出版的双月刊杂志，被认为是世界上最优秀的医药信息学杂志，内容全面，信息及时准确，并且在 AMIA 网站的资源中心提供该杂志的电子版本。

中国医药信息学会（China Medical Informatics Association，CMIA）成立于 1980 年 8 月 18 日，是从事研究信息科学和信息技术在医药卫生领域中应用的专家学者、技术人员和管理人员组成的学术团体，是国际医药信息学会的国家成员，是中国在该国际组织中的唯一代表，也是国际医药信息学会的中国学会。目前，中国医药信息学会与中国电子学会医药信息学分会属于两个机构一套班子，有会员 5800 多人，理事 84 名，专业委员会和专业学会 31 个，地方学会 23 个。

3. 国外主要学术期刊。

国外主要学术期刊如表 1-4 所示。

表 1-4　　　　　　　　　　　　　　　国外主要学术期刊

编　号	杂志名及所属
1	《Artifical Intelligence in Medine》（Amsterdam:Elsevier Science）
2	《Computer Methods and Programs in Bio-medicine》（Elsevier Science Ireland）
3	《Computers and Biomedical Research》（Orland: Academic Press）
4	《Computer in Biology and Medicine》（New York: Pregramon Press）
5	《Computers in Nursing》（Philadelphia: Lippincott-Raven）
6	《IEEE Transactions on Biomedical Engineering》（New York: IEEE Press）
7	《International Journal of Medical Informatics》（Elsevier Scince Ireland）
8	《Journal of the American Medical Informatics Association》（Philadelphia:Hanley and Belfus）

续表

编　号	杂志名及所属
9	《Journal of Medical System》（NewYork: Plenum Publ Comp）
10	《Medical Decision Making》（Basel: Birkhäuser Verlag）
11	《Medical Informatics》（London:Taylor and Francis）
12	《Medical and Biological Engineering and Computing》（Herts UK: Peter Peregrinus）
13	《Methods of Information in Medicine》（Stuttgart-New York:Schattauer Verlag）
14	《Technology and Health bCare》（Amsterdam:IOS Press）

知识拓展 2　常用医药网站和论坛

1．常用医药资讯网站。

（1）中国医学网（http://www.cnpharm.org/）。

（2）中国医药网（http://www.pharmnet.com.cn）。

（3）中华针灸信息网（http://www.acutimes.com/）。

（4）中国医药信息网（http://www.cpi.gov.cn/）。

（5）中药不良反应信息网（http://www.adr.com.cn/）。

（6）丁香园（http://www.dxy.cn/）。

（7）中华中医药在线（http://www.itcmedu.com/）。

（8）39 健康网（http://www.39.net/）。

（9）生物谷（http://www.bioon.com/）。

2．医学论坛网站。

（1）医生圈社区（http://yishengquan.cn）。

（2）苗圃医学社区（http://www.miaopu520.cn/bbs.php）。

（3）中国中医药论坛（http://www.cntcm.org/cgi-bin/leobbs.cgi）。

（4）中国中医论坛（http://www.tcmbbs.com）。

（5）中国色谱网（http://www.sepu.net）。

（6）中国生命科学论坛（http://bbs.bioon.com）。

（7）六位论坛（http://bbs.chinamtcm.com）。

（8）中国绿色健康网（http://www.2100cn.com）。

（9）小木虫论坛（http://emuch.net/bbs/）。

知识拓展 3　文献的概念及相关知识

1．信息、知识、情报与文献。

（1）信息（information）。

信息的含义是迹象、消息，是指事物运动的状态与方式的反映。不同的事物具有不同的运动状态和运动方式，因而会发出不同的信息。它在自然界、人类社会以及人类思维活动中普遍存在，是物质的一种基本属性。例如，风云雷雨——自然信息；体温的升高，表现人体患病——生物信息；语言、文字、图形、符号等——社会信息；无线电波、脉冲信号等——机电信息等。

（2）知识（knowledge）。

知识是指人类在改造世界的实践中所获得的认识和经验的总和，是经过人类的认识、选择和系统化了的那部分信息。可见，知识来源于信息，是信息的一部分。知识包括自然科学知识、社会科学知识、哲学知识。

（3）情报（information）。

情报是指运用一定的形式传递给用户，并产生效用的知识或消息。从这个定义可见，情报是知识的一部分。情报具有 3 个属性：知识性——是情报的实体；传递性——表现形式；效益性——结果。

（4）文献（document）。

凡是用文字、图形、符号、声频、视频等手段记录下来的人类知识都可以称之为文献。换言之，文献是记录有信息、知识、情报的一切载体。

医学文献（Medical Document）：是指将医药卫生知识用文字、图像、符号等媒介记录在特定载体上称之为医学文献。

文献与信息、知识、情报的关系：信息是事物存在和运动状态的反映，它普遍存在于自然界和人类社会中，被人们提炼并经过加工的信息就是知识。而情报是被激活的那部分知识。文献是物化了的信息、知识和情报。

2. 文献的类型。

（1）按文献记录载体划分。

① 书写型文献（Hand Writing Document）。

载体是竹简、纸张、帛等，人工抄写而成。例如，写在竹简、帛等上的古代文献、书法作品、原始记录等。

② 印刷型文献（Printed Document）。

载体是纸张，它是一种传统类型的文献，如书、刊、特种文献。

③ 缩微型文献（MicroForm Document）。

载体是感光材料，如缩微平片、缩微胶卷，另外，还有一种计算机输出缩微胶片。缩微型文献是通过摄影使文献体积缩小记录在胶卷或胶片上的一种文献形式。

④ 视听型文献（Audio-visual Document）。

视听型文献又称音像型，载体是感光材料或磁性材料，如录像带、录音带、科技电影、幻灯片等。特点是听其声与见其形的直观材料。

⑤ 电子型文献（Electronic Document）。

电子型文献是指以数字化技术将文献存储在光、磁载体上，通过计算机或网络进行阅读的文献。例如，数据库文献和网络文献信息。

（2）按文献出版形式划分。

① 图书（Book）。

图书为较系统论述某一专题或学科知识的著述。提供的知识比较全面、系统和成熟。图书大致有：教科书（Textbook）；专著（Monographs）；论文集（Collected papers）；丛书（Series）；参考工具书（Reference Book），如词典、百科全书、年鉴、手册、指南等。

② 期刊（Periodical、Journal、Magazine）。

期刊是指具有固定名称、定期或不定期的连续性出版物，每期的版式大致相同。与图书相比，期刊出版周期短、报道速度快、知识新颖、信息量大，能及时反映科学发展水平，从期刊获取的科技资料，占整个情报来源的 70%。按内容性质划分有学术性、通信性、检索性、综述性、科普性期刊。

③ 特种文献（Special Document）。

➢ 科技报告（Scientified and Technical Report）：是关于某项科学研究、技术开发等的报告。特点：有机构名称、统一编号、独立成册、信息准确、时效性强等。

➢ 专利文献（Patent Document）：指专利申报人从申请到审查批准后予以公布的书面文件。主要指专利说明书、专利公报。

➢ 会议文献（Proceedings）：指在会议上宣读、交流的论文，学术报告，会议纪要等文献。

➢ 政府出版物（Government Publication）：指政府及其所属部门发表的文件和报告。

➢ 学位论文（Dissertation）：指博士或硕士研究生所完成的学术性研究论文。

➢ 标准文献（Standard Document）：指有关产品和工程的质量、规格、生产过程、检验方法的技术文件。

➢ 技术档案（Technical Archives）：指生产、设计、建设和科研等部门，在科技活动中形成的文件、图表、数据等的原始记录文献。

➢ 产品资料（Product Literature）：指产品样本、标准、说明书、目录、技术资料等。

➢ 其他文献：如报纸、内部刊物、通报等。

（3）按文献内容的加工程度划分。

① 一次文献（Primary Literature）：即原始文献，是以生产或科研成果为依据而创作的原始文献。例如，期刊论文、学位论文、专利说明书、会议文献、研究报告、专著、译文等。

② 二次文献（Secondary Literature）：将无序的一次文献进行收集、整理，著录其特征并以规定的格式编制成为便于管理和查找文献的工具，即检索工具。例如，目录、题录或索引、文摘、全文。二次文献是对知识的第二次加工，它是查找一次文献的线索，是文献检索的主体。

③ 三次文献（Tertiary Literature）：指在利用二次文献的基础上，对一次文献的内容经阅读研究，浓缩提炼而编写成的文献。例如，科技动态、专题综述、情报调研报告、指南、进展等。

④ 零次文献：20 世纪 70 年代提出，是指尚未正式印刷出版的资料，如信函、实验数据以及各种口头交流的信息。

3. 文献特征信息。

文献特征信息是表示文献各种特征的信息。文献检索是通过将表示检索要求特征的信息与存储（记录）在文献数据库中的文献特征信息作相符性比较来实现的。文献特征信息可分为文献内容特征的信息（如分类号、检索词、代码等）和文献外表特征信息（如题名、著者、文献类型、文种（中文、西文、俄文、日文）、发表时间等）。

4. 文献检索的定义。

（1）信息检索（Information Retrieval）。

信息检索的定义包括两个部分：

一是信息存储，即把大量分散的无序的信息集中起来，经过加工，使之有序化、系统化，成为有功能的检索工具或检索系统；

二是信息检索，利用已组织好的检索工具或检索系统，按照课题的要求将所需信息查找出来。

（2）信息检索的分类。

按检索对象的不同，信息检索分为以下 3 类。

① 数据检索（Data Retrieval）——以特定的数据为检索对象。

例如，统计数字、图表、化学结构式；某种药品的规格、计量……

② 事实检索（Fact Retrieval）——以特定的事实为检索对象。

例如，什么是克隆技术？主要研究成果是什么？世界上谁首先报道艾滋病？

文献检索（Document Retrieval）——以特定的文献为检索对象。

③ 文献检索是指根据课题的要求，采用科学的方法，利用专门的检索工具，从大量的文献资料中找到所需文献的过程。文献检索的类型包括书目检索、题录或索引检索、文摘检索。

项目 2
计算机硬件

活动 1　计数系统和编码

一、活动目的

1. 熟练掌握二进制、十进制计数系统之间各数据的相互转换。
2. 掌握八进制、十六进制与二进制、十进制计数系统之间各数据的相互转换。
3. 理解数据编码原理，掌握 ASCII 的编码及译码。

二、活动内容

1. 将二进制数转换为十进制数。

（1）将下列二进制数转换为十进制数，需在作业本上写出其转换的演算过程。

① 111001　　② 10101

（2）用 Windows 操作系统中的计算器工具对上面两题的转换结果进行验算。

　　　　提示：选择【开始】菜单→【所有程序】→【附件】→【计算器】，在弹出的"计算器"窗口中，选择【查看】菜单下的"程序员"，则会显示如图 2-1 所示的科学型"程序员"计算器。选中"二进制"单选钮，输入二进制数，如"1101"，再单击"十进制"单选钮，则可以立即看到二进制数转换为十进制数的结果。

（3）图 2-2 所示的 LED（Light Emitting Diode，发光二极管）被用作一个 4 位（4 个二进制数字）显示屏。LED 关（OFF）表示二进制 0，而 LED 开（ON）表示二进制 1。试确定图 2-2（a）、（b）、（c）中所示的二进制显示屏显示的二进制数所对应的十进制值。

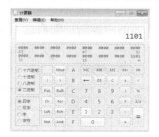

图 2-1　程序员计算器

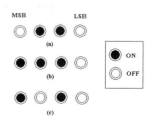

图 2-2　LED 二进制显示屏

关键术语：在二进制计数体制中，最左边一位叫最高有效二进制数位（Most Significant Binary Digit，MSB），而最右边的数字叫最低有效二进制数位（Least Significant Binary Digit，LSB）。例如，"1100"的 MSB 是最左边的"1"，而 LSB 则是最右边的"0"。

2. 将十进制数转换为二进制数。

（1）将下列十进制数转换为二进制数，需在作业本上写出其转换的演算过程。

①54　②129

（2）用 Windows 操作系统中的计算器工具对上面两题的转换结果进行验算。

（3）图 2-3 所示为一条含有二进制数的磁带。实心黑点表示磁化圆点（等于二进制 1），空心圆圈表示未磁化点（等于二进制 0）。试确定第 3 行和第 4 行应存储什么二进制数才能记录十进制数 18 和 47。

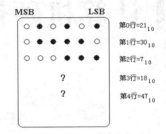

图 2-3　磁带上的二进制数

3. 完成下列计数系统转换，在作业本上写出演算过程，并用计算器进行验算。

（1）1110110 B =（　　　　　　）H

（2）A5E6 H =（　　　　　　）B

（3）174 O =（　　　　　　）D

（4）00110110 B =（　　　　　　）O

4. 月球漫步。

1969 年 7 月 21 日，美国"阿波罗"11 号飞船安全着陆月球。对于美国宇航员尼尔·阿姆斯特朗来说，人类古老的月球漫步之梦即将成为现实。而在地球上，数以百万计的观众和成千上万家报刊、杂志社，急切等待着庆祝登月成功。

几个小时后，宇航员阿姆斯特朗登上月球，在荒漠的月球上首次留下人类的足迹。阿姆斯特朗那极其简短而又意味深长的消息，被传送到 240 000 英里外的美国德克萨斯州休斯顿市，在这里立即被转播到正在焦急等待的世界。该消息是"对一个人来说，这是小小的一步，但对人类来说，这是一个巨大的飞跃"。

很多人通过电视看到了这些单词，而对于杂志和报刊来说，整个登月任务（包括阿姆斯特朗的讲话）被转换成一种特殊的代码，这种代码由 ON-OFF 脉冲构成，在计算机之间来回传输。每一个单词中的每一个字母都被转换成一个代码，该代码用二进制计数系统的两个符号（0 和 1）表示。现代计算机中仍然广泛使用这种代码，并被称为美国信息交换标准码（American Standard Code for Information Interchange，ASCII）。

这些由 0 和 1 构成的代码传达这次历史性使命的结尾是最合适的，因为这些代码自始至终都起着重要的作用。命令被编码成很多 0 和 1，它们几乎可以控制一切，从触发航天起飞，到使航天飞机保持正确的角度重新进入地球大气层。

试根据表 2-1 中的 ASCII 编码，看看自己能否译出下列著名的阿姆斯特朗消息（按从左到右的顺序），将其对应译码填入表 2-2 中（可以 9 或 10 人一组合作译码，每人译码 1 行或 1 列）。

表 2-1　　　　　　　　　　　　　　　ASCII 编码表

低位	高位	000	001	010	011	100	101	110	111
		0	1	2	3	4	5	6	7
0000	0	NUL	DLE	SP	0	@	P	`	p

续表

	高位	000	001	010	011	100	101	110	111
0001	1	SOH	DC1	!	1	A	Q	a	q
0010	2	STX	DC2	"	2	B	R	b	r
0011	3	ETX	DC3	#	3	C	S	c	s
0100	4	EOT	DC4	$	4	D	T	d	t
0101	5	ENQ	NAK	%	5	E	U	e	u
0110	6	ACK	SYN	&	6	F	V	f	v
0111	7	BEL	ETB	'	7	G	W	g	w
1000	8	BS	CAN	(	8	H	X	h	x
1001	9	HT	EM	)	9	I	Y	i	y
1010	A	LF	SUB	*	:	J	Z	j	z
1011	B	VT	ESC	+	<	K	[	k	{
1100	C	FF	FS	,	=	L	\	l	|
1101	D	CR	GS	-	>	M	]	m	}
1110	E	SO	RS	.	?	N	^	n	~
1111	F	SI	US	/		O	_	o	DEL

表2-2　　　　　　　　　　阿姆斯特朗登月消息

ASCII	0100010	1010100	1101000	1100001	1110100	0100111	1110011	0100000	1101111	1101110
消息										
ASCII	1100101	0100000	1110011	1101101	1100001	1101100	1101100	0100000	1110011	1110100
消息										
ASCII	1100101	1110000	0100000	1100110	1101111	1110010	0100000	1100001	0100000	1101101
消息										
ASCII	1100001	1101110	0101100	0100000	1101111	1101110	1100101	0100000	1100111	1101101
消息										
ASCII	1100001	1101110	1110100	0100000	1101100	1100101	1100001	1110000	0100000	1100110
消息										
ASCII	1101111	1110010	0100000	1101101	1100001	1101110	1101011	1101001	1101110	1100100
消息										
ASCII	010110	0100010	0100000	0100000	0101101	1001110	1100101	1101001	1101100	0100000
消息										
ASCII	0100000	1000001	1110000	1101111	1101100	1101100	1101111	0100000	0110001	0110001
消息										

活动 2　计算机的选购

一、活动目的

1. 了解配置计算机的基本流程。

2. 根据自己的需求配置所需的计算机。

二、活动内容

1. 自己选购计算机的主要流程包括如下两大步骤。

（1）确定待购的计算机种类。从实际应用的角度，个人选购计算机主要分为台式机和笔记本电脑。这两种计算机各有其优缺点，分别适用不同的使用场合，如表 2-3 所示。

表 2-3 台式机和笔记本电脑优缺点比较

种　　类	优　　点	缺　　点	适用场合
台式机	1. 性价比高。相同价格下，性能比笔记本电脑要高出一筹甚至更多 2. 散热性好。适合长时间使用和运行对图形图像要求较高的程序	1. 便携性差。台式机外观由机箱、显示器、鼠标和键盘组成，机器笨重、体积大，不便于携带 2. 功耗较大。与笔记本电脑相比，通常是后者的 3 或 4 倍 3. 无续航时间。只能在通电状态下工作，一旦断电，则停止运行	追求性价比（或者高性能），机器不需要经常移动。一般家庭和工作单位使用台式机
笔记本电脑	1. 便携性好。相比于台式机，笔记本电脑显得小巧轻便，便于携带 2. 功耗较低。通常是台式机功耗的 1/3 或 1/4 3. 有续航时间。可以在断电情况下，使用自带电池工作 2～10 个小时（视机器而定）	1. 性价比较低。相比于同等价位的台式机，性能要逊色 1 个档次甚至更多 2. 散热性较差。在配备独立显卡的情况下，机器散热是个难题	追求便携性，或者要求在没有电源的情况下使用计算机。一般个人倾向于配置笔记本电脑

（2）根据经费预算和个人需求确定所购机器。下面分别从台式机和笔记本电脑两个方面进行介绍。

① 台式机选购策略。

（a）品牌台式机与组装台式机。品牌台式机有整机质保，通常为 3 年；组装台式机没有整机质保，但每个部件同样有质保时间。组装台式机性价比更高，但售后服务比品牌台式机差。下面主要考虑组装台式机的选购。

（b）性能考虑。当前 PC 的 CPU 厂商主要为 AMD 和 Intel 两家。当选定 AMD 处理器或 Intel 处理器后，则要选购相应平台的主板和显卡。通常用户会配置性能较好的 CPU，却忽略了其他方面。实际上，机器的整体性能与 CPU、内存、显卡、主板、硬盘等均有关系。

- 由于当前计算机仍然是按照存储程序的原理进行工作，导致所有的程序都必须先加载到内存，然后由 CPU 从内存中读取程序运行。所以，增大内存通常能显著改善性能，且成本较低。

- 若对图形图像进行处理有较高要求时，则需要配备独立显卡。例如，运行大型 3D 游戏，若仍然采用集成显卡，则会出现游戏画面不流畅甚至停顿的现象。对于日常办公和应用，则集成显卡足以应付。

- 当前硬盘分为机械硬盘和固态硬盘。机械硬盘已经存在许多年，技术成熟，价格便宜，其性能与寻道时间、转数、缓存大小等有关。固态硬盘是未来硬盘的发展趋势，其运行速度远远高于机械硬盘，但由于其价格昂贵，尚未大规模普及。

（c）其他因素考虑。

- 若是想要较好的操作体验，可选购手感较好的鼠标和键盘。

- 对于常用计算机观看影片和运行大型游戏的用户，应配备尺寸较大的显示器，通常在 22 英寸以上。

- 为了更好地防止电磁辐射，应配置材质较好的机箱（比如镀锌钢板的机箱）。

- 若是希望存储大量资料（如经常从网上下载大量的影像资料），应配置大容量硬盘，通常应在 1T 以上。

- 配件品牌考虑。不同品牌的配件，价格差别较大。有些时候，为了性能平衡，可以稍微降低配件的品质，配置二线或三线品牌的配件，而将多出的预算购买性能更好的关键配件。

② 笔记本电脑选购策略。

（a）品牌考虑。不同品牌的笔记本电脑，即使配件参数相同，价格差别也非常明显。例如，同等性能参数的神舟笔记本和 Thinkpad T 系列笔记本，前者比后者通常便宜一倍甚至更多，但后者用料更扎实、做工更好、外观更好、机器性能更稳定。需要说明的是，相同配件参数不等于同等性能。机器的整体性能不但与硬件有关，还与软件特别是操作系统有关。

（b）尺寸考虑。当前主流笔记本的尺寸有 12.1 英寸（或 12.5 英寸）、13.3 英寸、14.1 英寸和 15.7 英寸。尺寸越大，屏幕越大，通常性能也越强，但质量也越大，便携性越差。一般用户选择 13.3 英寸和 14.1 英寸，对便携性要求很高的用户，则会选择 12.1 英寸。

（c）性能考虑。与台式机一样，笔记本的性能也要从整体上考虑 CPU、内存、显卡、硬盘等配件之间的关系。只有各个配件之间的性能相匹配，才能使得所有配件均能发挥最大功效，使机器性能最大化。需要说明的是，由于受笔记本体积和散热问题的限制，笔记本电脑的显卡性能通常较弱。显卡性能越强，笔记本电脑的尺寸越大。

（d）其他因素考虑。

- 外观考虑。通常女性和男性对机器的颜色和造型的取向不同。

- 个人体验考虑。相比二线、三线品牌，通常一线品牌的笔记本电脑做工讲究、审美效果更好、操作舒适度更强。

- 若是需要存储大量资料，应配置大容量硬盘，通常应在 500GB 以上。

总之，应根据经费预算和个人需求来配置自己所需的计算机。对于普通用户而言，通常低档配置的计算机就能满足需求。对于有特殊要求的用户，可以配置具有能满足该要求的关键配件的笔记本电脑。

2．根据以上的介绍，并查阅网络资料，表述一下自己对计算机配置的需求，并按照如下步骤给出一个具体的计算机配置方案。

（1）陈述自己的经费预算和所购计算机的用途。

（2）根据第（1）点自己的陈述和本节介绍的选购流程步骤 1，决定所购计算机的种类，即台式机或笔记本电脑。

（3）根据自己的预算和需求，针对自己所选的计算机种类，从价格、品牌、尺寸大小、性能参数、外观、用户体验等方面综合考虑。若是配置台式机，请给出一个详细的机器配置单和这样配置的理由；若是配置笔记本电脑，请给出所配机器的具体品牌型号和这样配置的理由。

活动 3   智能手机的选择

一、活动目的

1. 理解智能手机常用性能指标。
2. 掌握选择智能手机产品的方法。

二、活动内容

1. 智能手机简介。

手机，专业名称叫作"移动（数字）终端"，它同计算机一样都是网络的一个终端设备。经过十几年的发展，手机已经步入智能领域。"智能手机"是指具有开放独立的操作系统，除了具备手机的通话功能外，还可以由用户自行安装软件、游戏等第三方服务商程序的手机。其实智能手机就是功能更加接近计算机，可以安装各种手机软件应用来扩展手机的功能。

随着移动设备的硬件和系统发展日新月异，现在的智能手机已经成为大部分人消费得起的"日常用品"，世界各地几乎都能看到使用智能手机的人。然而，不是所有的智能手机用户都懂得一些选择设备的知识。现在我们通过这次活动教大家一些选择智能手机的知识。

2. 智能手机选择的主要流程。

（1）确定需求和价格。

手机发展到今天已成为人们人手必备的用品。各种不同品牌、不同价位的手机往往让我们难以选择。首先强调的原则是，购买智能手机前应该根据自己的需求进行选购并确定好价格区间，不要只为了功能或者炫耀而去购买。

一项关于手机的最常用功能的调查显示，如今的手机已不是打电话、发短信的简单通信工具，而是成了智能化的终端设备。其中 25%的人用来上网浏览信息，17.5%的人用来玩社交应用，打电话、发短信的原始功能已退居到第五和第七位。表 2-4 所示为一些常用的需求要素，请思考你所关心的需求要素是什么？你的购机预算又是多少？

表 2-4 智能手机选购要素

常用要素
1. 可靠性（指用户在使用智能手机过程中具有良好操作体验）
2. 屏幕
3. 易用性
4. 电池续航
5. 通话质量
6. 外形设计
7. 售后服务
8. 摄像头
9. 操作系统
10. 价格

（2）选择操作系统平台和应用软件资源。

智能手机与计算机有一个共同特点，即手机的功能主要靠第三方软件来实现，这些功能软件是安装在一个移动操作系统上的，现在主流的移动操作系统有 Google 公司开发的 Android 操作系统、苹果公司开发的 iOS 系统和微软公司的 Windows Phone 8 系统等。

不同的操作系统各有利弊，在用户界面、使用习惯、软件资源的丰富程度上有一些差异。例如，软件应用方面苹果公司的 iOS 系统有着极大的优势，首先资源丰富，应用软件质量和安全性也相对较高,但因其是一个封闭系统只能适用苹果公司的 iPhone 系列手机,售价也比较高。Android 系统是一个开放的平台，软件数量这几年也是成倍递增，适用的手机品牌比较多，但其软件质量参差不齐，软件安全性是其一大问题。

（3）常用硬件指标简介。

智能手机的硬件配置这几年发展也是日新月异，智能手机有几个重要部件，当操作系统相同时，我们如何来分辨其价值呢？下面我们来了解下主要部件及其功用。

① CPU。跟计算机一样，CPU 也是手机的核心部件之一，它直接关系到手机运行速度的快慢、耗电量及价值。处理器的主频从几年前的 500MHz、800MHz 到现在的 1GHz、1.5GHz，通过处理器主频的提升，可以让手机有着更为流畅的程序体验和多任务处理功能。

智能手机处理器的发展不仅仅是主频的提升，还有 CPU 核心方面的提高，相比单核手机处理器，多核心能够实现更高的性能和更低的功耗。

② 内存。智能手机有两个内存，即 RAM 和 ROM。RAM 是随机存储器，相当于计算机的内存，ROM 是只读存储器，就像计算机的硬盘，而存储卡就像外接存储设备，如 U 盘和移动硬盘等。

RAM（Random Access Memory）的全名为随机存储器，它通常是作为操作系统或其他正在运行程序的临时存储介质（可称为系统内存）。不过当电源关闭时 RAM 不能保留数据，如果需要保存数据就必须把数据写入到一个长期的存储器中。

ROM（Read Only Memory）的全名为只读存储器，用来存储和保存数据。ROM 即使是断电也能够保存数据。在一般条件下只能读取不能写入，只有在特定的专业条件下，才可以往里面写入数据，如要升级手机操作系统，这时需要实现往 ROM 里写入新的系统，也就是我们通常所说的刷机、刷系统或刷 ROM。

③ 屏幕。

（a）屏幕的尺寸。屏幕尺寸越大，可视范围就越大，由于现在大多数智能手机均为触摸操作，屏幕越大在使用与娱乐方面优势越明显。但大屏幕尺寸耗电量会增大，通常是以牺牲待机时间为代价。另外，手机尺寸越大，携带起来越不方面。

（b）分辨率。分辨率越高显示屏越清晰，越能获得更好的软件体验。分辨率较高的机型通常价位也会较高。

（c）显示屏材质。手机屏幕材质有很多种类，主要有 TFT、SLCD、IPS、AMOLED、Super AMOLED 屏幕等。同款手机也可能有多款屏幕配置，不同的屏幕材质，其显示效果、价格不同。同学们可以在搜索引擎里搜索不同材料的特点，选择性价比高的屏幕材质。

（d）触摸屏材质。手机的触摸精度通常由硬件优化程度和触摸屏材质决定。触摸屏与显示屏实际是两个屏幕，我们手指触控到的表面是触摸屏，而我们看到的画面则是显示屏透过触摸屏投放到我们视线中的。

触摸屏材质主要有玻璃材质和塑料材质的屏幕两种。玻璃材质屏幕耐刮擦，触摸手感比较好，但非常不抗摔。塑料材质的屏幕比较耐摔但不耐刮擦，容易留下痕迹。

（e）多点触摸的支持。多点触摸通常在一些需要手势操作的应用和游戏中体现，指的是通过多指同时触摸进行操作。一般智能手机对触摸的支持从单点到 10 点触摸不等，如果不支持多点触摸就无法获得这类应用的体验。

④ 手机摄像头。手机摄像头主要的指标有摄像头像素大小、成像质量、对焦速度以及摄像头打开的速度等几方面。如果对手机拍摄有要求，建议不要盲目追求像素大小，而是应该多方面考虑摄像头的硬件参数，配合手机软件的辅助来选择适合的手机。

（4）确定合适的机型。

综合上述因素，通过搜索引擎查询资料，选择一款适合要求的智能手机产品。

3. 根据以上介绍，查阅网络资料，表述自己选购智能手机的需求，并按照如下步骤给出具体的智能手机选择方案。

（1）陈述自己的经费预算和智能手机选购需求。

（2）根据第（1）点自己的陈述和本活动介绍的选购流程步骤（2），决定所选购的智能手机操作系统平台，并阐述选购的原因。

（3）根据上述两点的陈述，参考本活动介绍的选购流程步骤（3）和（4），选择适合自己的智能手机产品，并列出其品牌、型号和主要硬件参数。

（4）试统计班上同学们的选择情况，了解大家选择智能手机的价位和关注要素并用数据说明情况。

知识拓展　医疗电子

1. 基于 ZigBee 的指套式无线血氧仪。

ZigBee 技术是一种近距离、低复杂度、低功耗、低速率、低成本的双向无线通信技术。主要用于距离短、功耗低且传输速率不高的各种电子设备之间进行数据传输以及典型的有周期性数据、间歇性数据和低反应时间数据传输的应用。基于 ZigBee 的指套式无线血氧仪是一种能够实时采集、跟踪、计算和存储人体脉搏波信号的嵌入式系统。它能快速、准确地计算人体的血氧饱和度和心率信息。和传统的血氧仪相比，基于 ZigBee 的无线血氧模块具有操作简便，易于携带和超低功耗等特点。此外无线传输功能使得系统在完成采集和分析计算人体脉搏波数据的同时，还可以以动态波形的方式实时显示人体脉搏波，并且将数据保存在远端的计算机中。

2. 急性脑出血检测系统 CAD。

急性脑出血是非常紧急和危险的征兆，其准确快速的检测是有效处理与治疗的前提。非增强型 CT 是脑急性脑内出血的标准影像。对于急性脑出血，受过良好训练的放射科医务人员能够较好地辨认，但是当出血较少或出血被正常组织所掩盖时也会出错；受过良好训练的放射科医务人员通常用手工标定和计算脑出血体积，这不但费时，且难于控制精度，得到的是分散的二维图片，而不是整体的三维信息。脑出血病人进入急诊室时，阅片者多为急诊科医师，有效地辨认出血有一定困难。放射科医务人员通常用手工标定和计算脑出血体积，这不但费时且难于控制精度，得到的是二维图片而不是整体的三维信息。对于急性脑出血病人，快速准确地检测脑出血具有重要的临床意义。

3. 肠胃道胶囊定位与跟踪系统。

肠胃道胶囊三维无线定位与跟踪系统主要包括：电源管理模块、无线通信模块、信号处理模块和微传感器模块。基本原理是：首先，在胶囊中封装一枚永磁铁，胶囊沿着胃肠道移动时，永磁铁在人体周围产生磁场；然后，利用高精度的磁场传感器组成的阵列，测量人体周围的磁场；最后，根据采集到的磁场数据，运用高效的线性和非线性优化算法，实时跟踪胶囊在体内的位置和姿态，实现对胶囊的连续的三维跟踪定位。系统不但能够跟踪单个目标，尤其还可以实现对多个目标对象的实时精确跟踪定位。肠胃道胶囊三维无线定位与跟踪系统不仅可以应用于胶囊内窥镜，而且能够为肠胃道动力分析、检测消化道的 pH 值和压力等生理参数提供精确定位与跟踪，进一步还可以实现无线手术的精确定位及药物在肠胃道的准确投放等。肠胃道胶囊三维无线定位与跟踪系统是医疗仪器向微型化、智能化和无创诊查方向实现跨越式发展的代表。

4. 健康笔记本。

"健康笔记本"集成了目前一些各自独立的人体参数监测的芯片及探头，如心电、PPG、血压、呼吸、血氧、心音、体温等，同时还有超声诊断成像。其关键技术包括：健康信息的获取，主要是各种生物医学传感器与探头的设计和集成；健康信息的处理，主要是针对不同人群设计和开发相应的软件；健康信息的传输，主要提取的是人体生理参数及图像信息的传输和健康信息的反馈。除了传统的人体生理参数的提取及超声诊断成像，这种"健康笔记本"还有望在非接触式心电测量和基于个性化校准的 PTT 技术、基于低功耗医学芯片人体传感器网络技术、基于中医经络理论的健康评估方法、计算机辅助诊断超声早期中风预警、结合影像与传感的健康信息学分析新方法、基于 Biometric 的健康信息传输等方面有所突破。这种"健康笔记本"主要用来服务于家庭及社区医院，其人性化的设计使得人体生理参数的采集和处理变得很容易，使用者无须太多的专业知识即可通过它在家里"自助式"地获取重要的健康信息并享受个性化、交互式的健康服务。

5. 纳米载药系统。

纳米载药系统是具有成像、靶向和治疗一体化的多功能纳米载药系统。通过纳米复合粒子的生物功能化、靶向修饰和纳米传感，设计用于示踪细胞内信号转导过程和活体检测的纳米生物探针，结合抗癌药物和脂-聚合物复合纳米颗粒构建肿瘤靶向性纳米载药平台。发展纳米生物传感、分子影像和纳米载药相结合的分子诊疗共性技术，开发创新药物，为肿瘤的早期预防、早期诊断与治疗提供原理方法和关键技术支持，促进个性化医疗的研究和民生健康的发展。

6. 人体躯体网络穿戴式医疗。

穿戴式医疗产品可以通过不间断地对人体的血压、血氧、心率、呼吸、心电、心音等基本人体参数进行测量，并通过无限传感节点不间断地发送数据给中央数据中心，通过长期动态的测量，为医生诊断提供长时间准确的人体生理数据。

 拓展资源：中国科学院深圳先进技术研究院网站 http://www.siat.ac.cn/；《中国科学院深圳先进技术研究院医工所推荐项目》文献来源 http://www.docin.com/p-25398587.html。

项目 3
计算机软件

活动 1　软件的安装和删除

一、活动目的

1. 掌握软件的安装和删除。
2. 熟练应用软件的下载。

二、活动内容

1. 查看操作系统的版本和类型，下载并安装适用于当前系统的软件。

（1）软件的下载。

① 使用搜索引擎（baidu 或 google 等）检索所需软件的官方网站地址，找到软件最新官方下载的链接网址；单击"立即下载"按钮，在弹出的新窗口中选择软件"存储路径"，单击"立即下载"按钮即可。

② 使用搜索引擎（baidu 或 google 等）检索所需下载软件名称，在网页的搜索结果列表中选择较为熟悉和可靠的网址下载，如常用的天空下载站，太平洋下载，华军软件园或 ZOL 等，搜索所需软件的最新简体中文版。

（2）软件的安装。

① 鼠标双击下载软件的 Install.exe 或 Setup.exe 安装文件。

② 将软件安装到指定路径（如 D:\Program Files，D 盘 Program Files 文件夹中）。

2. 删除所安装的软件。

（1）利用控制面板删除程序。

① 单击【开始】菜单，选择【控制面板】中的【程序和功能】命令。

② 在【卸载或更改程序】菜单中，选择已安装程序列表中需要删除的程序，如 WinRAR 压缩文件管理器，单击【卸载】按钮即可将该程序从本机中删除。

（2）利用软件自带的卸载程序。

① 单击【开始】菜单，选择【所有程序】；单击【所有程序】菜单中所需删除的程序名称，找到对应的卸载程序，如"卸载"或"Uninstall"程序；双击运行卸载程序，按照提示向导操作，即可卸载成功。

② 双击打开所需删除程序的安装目录，找到类似 Uninstall.exe 的卸载程序，双击运行此程序即可成功卸载软件。

（3）使用专用卸载工具。

下载并安装专用软件卸载工具（如 Windows 优化大师，360 安全卫士等），找到类似软件卸载按钮，按照提示向导操作即可成功卸载相关软件。

活动 2　常用软件的使用

一、活动目的

1. 掌握常用应用软件的使用方法。
2. 掌握电子资源的下载。

二、活动内容

1. 解压缩软件（WinRaR）。

（1）双击【我的电脑】图标，在 D 盘新建一个文件夹，命名为 a1。

（2）双击进入文件夹 a1，新建一个 Microsoft Word 文档，选中该文档并单击鼠标右键，选择快捷菜单中的【重命名】命令，将文档命名为 a2.doc。

（3）打开文档 a2.doc，在首行写上自己的班级和姓名，保存后关闭窗口。

（4）选中 a1 文件夹，单击鼠标右键，从快捷菜单中选择"添加到 a1.rar"命令，将文件夹 a1 添加为 WinRAR 压缩文件。

（5）右击 a1.rar 文件，选择【解压文件…】命令，在打开的解压路径和选项窗口中指定目标路径为 E 盘的 a3 文件夹。

2. 迅雷（Thunder）。

（1）下载并安装最新版的迅雷软件。

（2）双击迅雷图标，打开软件的操作界面。

（3）设置下载文件的存储位置为 D:\ TDDOWNLOAD。

（4）设置"医学信息.pdf"为搜索的关键字，指定检索结果中的一个条目，右击鼠标，在快捷菜单中选择【使用迅雷下载】，在【建立新的下载任务】窗口中将文件名改为"医学信息.pdf"后单击"立即下载"按钮。当文件名后对应的进度为 100%时，表示下载已完成，可在文件存储目录 D:\ TDDOWNLOAD 中找到下载的.pdf 文件。

3. Adobe Acrobat Reader。

（1）下载最新版的 Adobe Acrobat Reader 简体中文版软件；鼠标双击安装程序，将软件安装至 D 盘 Program Files 文件夹中。

（2）打开 D:\ TDDOWNLOAD 文件夹，双击打开"医学信息.pdf"文件。

（3）新建一个名为"医学信息.txt"的文件，复制"医学信息.pdf"文件的摘要，将其粘贴至"医学信息.txt"文件后，保存文件并且关闭。

4. 鲁大师。

（1）下载最新版的鲁大师简体中文版软件；鼠标双击安装程序，将软件安装至 D 盘 Program

Files 文件夹中。

（2）双击打开鲁大师软件，单击【硬件检测】中的电脑概况选项，查看电脑概览，包括电脑型号、操作系统、处理器、主板、内存、主硬盘、显卡、显示器、声卡、网卡等信息；单击【硬件检测】中的硬件健康选项，查看硬盘已使用时间和系统安装日期；单击【硬件检测】中的功耗估算选项，查看当前电脑的功耗峰值。

（3）单击【温度检测】选项，查看 CPU 占用率、内存占用率、各硬件温度和散热情况。

（4）单击【性能测试】选项中的【立即测试】按钮，查看计算机处理器、显卡、内存和硬件方面的性能。

活动 3　使用图形图像编辑软件处理图片

一、活动目的

1. 了解常用的图形图像编辑软件。
2. 掌握美图秀秀的十大基本功能。
3. 灵活使用美图秀秀的各种功能做出精彩的实例。
4. 学会按需选择不同的文件格式转换的软件。

二、活动内容

1. 图形图像处理软件介绍。

图形图像处理软件被广泛应用于广告制作、平面设计、影视后期制作等领域的软件，现有常见的图形图像处理软件就多达几十种。不同的软件其主要功能不同，这里介绍几种常用的软件，如 Photoshop、ACDSee 、Ulead COOL 360、美图秀秀。

Photoshop 是 Adobe 公司旗下最为出名的图像处理软件之一，它集图像扫描、编辑修改、图像制作、广告创意，图像输入与输出于一体，深受广大平面设计人员和电脑美术爱好者的喜爱。ACDSee 图片编辑工具能够快速、高质量地显示图片，轻松处理数码影像，具有去除红眼、剪切图像、锐化、浮雕特效、曝光调整、旋转、镜像等功能。Ulead COOL 360 可以快速轻松地将一系列相片转换成 360 度全景画场景和图像。美图秀秀是一款很好用的免费图片处理软件，比 Photoshop 简单很多。它独有的图片特效、美容、拼图、场景、边框、饰品等功能，加上每天更新的精选素材，可以用 1 分钟制作出影楼级照片，还能一键分享到新浪微博、人人网。对其他的图形图像处理软件感兴趣的读者可以利用强大的网络搜索功能去了解。

2. 熟悉美图秀秀的基本功能。

（1）参考项目 3 的活动 1 下载安装美图秀秀（官网：http://xiuxiu.meitu.com ）。

（2）美图秀秀是一款非常容易学习的软件，操作简单、快捷。其中包含美化、美容、饰品、文字、边框、场景、拼图、九格切图、摇头娃娃和闪图十大功能。

（3）美化功能介绍。

图 3-1 中利用美化功能使人物的位置发生了变化，远方的景物变得很模糊，图片色调变得更合理。具体步骤如下。

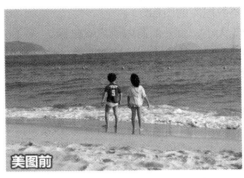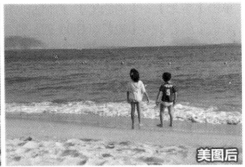

图 3-1　美化图片

①　单击【美化】→【抠图笔】（选择自动抠图或手动抠图后，抠出小男孩）→完成抠图→前景存为素材。

②　单击【美化】→【消除笔】，小心地将小男孩消除。

③　单击【饰品】→【用户自定义】→在已下载的素材中选择刚刚抠图好的素材→拖动到照片合适的位置。

④　单击【美化】→【局部马赛克】，将远方的山和船打上局部马赛克。

⑤　单击【美化】→【一键美化】，完成操作。

通过图 3-1 可以看出，"美化"实际是对图片进行基础色调处理。

提示：在图 3-1 中涉及的一些具体操作不会的，可参考界面左下角的 美化教程 ，其他菜单的操作同样可以参考其相应界面中的教程。

（4）美容功能介绍。

图 3-2 中运用美容功能使老人的容貌发生改变，具体步骤如下。

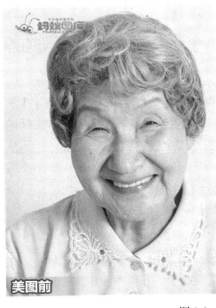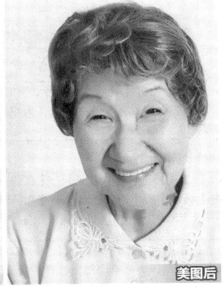

图 3-2　照片美容

① 单击【美化】→【消除笔】，消掉左上角蚂蚁图库的图标。

② 单击【美容】→【瘦脸瘦身】（调整瘦身笔大小，由外侧向内侧拖动鼠标）→祛痘祛斑→磨皮（将皱纹磨掉）→腮红笔→眼睛放大（将画笔调到合适大小，力度30%）→眼部饰品（选择合适的眉毛和眼影后，单击右键合并素材，）→睫毛膏→唇彩→染发→其他饰品（添加合适的纹身后合并素材）。

通过图3-2中可以看出，"美容"是对人物照片脸部进行处理。

（5）饰品和文字功能介绍。

图3-3运用饰品和文字功能使老人的形象发生变化，具体步骤如下。

① 单击【饰品】→【配饰】→【首饰】→【在线素材】→选择合适的耳环和首饰。

② 单击【文字】→【漫画文字】→【在线素材】选择合适的素材后，输入文字并调整大小、字体、颜色、方位等。

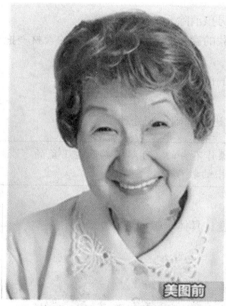
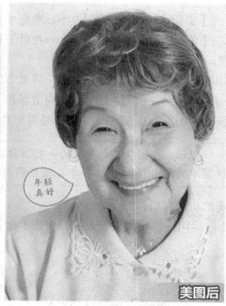

图3-3 添加饰品和文字

提示：打开【饰品】选项卡，可以添加各种可爱饰品；打开【文字】选项卡，可以添加静态文字、漫画文字、动画闪字、文字模板，大家可以根据教程提供的在线素材练习。

（6）边框和场景功能介绍。

① 单击【边框】→【简单边框】→【在线素材】→选择一种边框样式。

② 单击【场景】→【道具场景】→【在线素材】→选择一种场景素材。

图3-4所示为添加边框和场景后的效果图。

提示：打开【边框】选项卡，可以添加各种边框，包括简单、轻松、文字、撕边、炫彩、纹理、动画等边框；打开"场景"选项卡，可以添加各种场景，包括静态场景和动态场景，大家可以根据教程提供的在线素材练习。

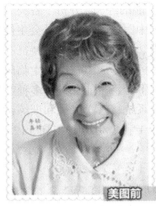
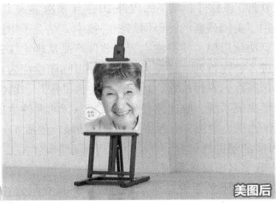

图 3-4　添加边框和场景

其他选项卡内容这里不再详细介绍。

3. 综合实例。

（1）实例 1：教程在线素材库中给出了一组明星的图片，请大家按照以下 7 点要求对图片分别进行处理，并将所给的图片拼图，编写成小故事（可以充分发挥想象力），拼图中要求有文字旁白。

① 对图片 1 中的男性图片部分用抠图笔处理，抠出的部分换成读者自己的照片。

② 对图片 2 添加合适的边框和文字。

③ 对图片 3 中的伴舞打上马赛克。

④ 对图片 4 下方中的水印用美容中的消除黑眼圈去掉。

⑤ 将图片 4 和图片 5 中的人物合成在一张图片上，并加入合适的场景。

⑥ 对图片 6 运用美容功能中的美肤、眼部，以及其他中的所有功能将图片变得更漂亮并更换场景。

⑦ 对图片 7 进行翻新处理后变成摇头娃娃或者是闪图。

（2）以学习小组为单位，每小组以自己的大学为主题，设计一组介绍自己大学的主题图片，要求图片数量不少于 8 张，创意新颖。

　　提示：美图秀秀其他参考学习网址：http://www.duote.com/tech/meituxiuxiu/。素材：素材天下网、笔秀网、昵图网（要积分）。

　　提示：在实际应用中经常会出现需要对不同的文件格式进行转换，这就需要读者运用搜索工具找出合适的软件使用。

知识拓展 1　医学人工智能软件介绍

1. 科凌力医学软件。

科凌力医学软件是基于“全医学体系知识库决策引擎”和“医学人工智能”理论及其技术所

研发的一款软件。该软件总结了海内外20多年来医学人工智能的经验，分析了各类失败案例和系统缺陷，采用了美国最新的神经网络核心技术，结合了中国中医诊断专业委员会主任朱文锋教授的中医辩证算法化思想，使科凌力智能软件产品从理论探索、医学内涵、使用特征和一体化设计等方面跃身进入领先行列。科凌力医学软件以临床诊疗为目标，形成以辅助医生临床过程为核心的智能化社区医疗、农村医疗、远程医疗、自助医疗、医院平台、智能课件等多种产品系列，建立了循证医学决策系统、临床路径生成系统、智能课件生成系统、医学考试和训练系统。该产品的内容涵盖了西医、中医、中西结合等全部病域，包括41个专科、8020种疾病、128万条节点知识和7860万字的辅助性解释。

2. 慈方数字名医服务系统。

慈方数字名医服务系统是北京慈方医药科技有限公司研制的高度智能化的中医诊疗服务系统。该系统是专门为医院、诊所等医疗机构开发的软件产品，主要通过临床医生，以在线方式为患者提供智能化诊治的服务。该软件继承了中医临床诊治的经验，融合了各家名医的精华，遵循了中医辨证施治的原理。它由数据库和应用程序两部分组成。其中，数据库包括十几万条医学信息，应用程序根据思维科学的成果编写而成。用户只需在客户端输入病人的疾病信息，服务器端就会同步为用户反馈高水平的诊疗方案。慈方数字名医服务系统是医学与人工智能的完美结合，广泛适用于内科、外科、妇科、儿科、眼科、耳鼻候科、口腔科、皮肤性病科、男科等，通过复杂的运算，再现古代名医的诊治特点，实现了古今临床各科数字名医的联合会诊，让患者真正体验到中医高水平的治疗。

知识拓展2　常用医学统计软件介绍

1. EpiData。

EpiData是一个免费的数据录入和数据管理软件。它由丹麦欧登塞（Odense, Denmark）的一个非盈利组织开发，程序设计者为Jens M. Lauritsen、Michael Bruus和Mark Myatt。目前，该软件有多种语言版本，如丹麦语、挪威语、荷兰语、意大利语、中文、法语、西班牙语、俄语、斯洛文尼亚语、塞尔维亚语、波兰语、葡萄牙语、阿拉伯语、德语、罗马尼亚语、英语等。EpiData软件适用于临床医生，它主要用于数据输入，可以将临床中使用的观察表格"计算机化"，使得数据输入变得直观、简便。

2. SPSS。

SPSS（Statistical Package for the Social Sciences）即"社会科学统计软件包"。该软件诞生于20世纪60年代末，是世界最著名的统计分析软件之一，2000年正式将英文全称更改为Statistical Product and Service Solutions。SPSS是世界上最早采用图形菜单驱动界面的统计软件，它最突出的特点就是操作界面友好，输出结果美观漂亮。它将所有的功能都以统一、规范的界面展现出来，用户只要掌握基本的Windows操作技能，略通统计分析原理，就可以使用该软件为特定的科研工作服务，是非专业统计人员的首选统计软件。SPSS操作简单，功能强大，具有方便的数据接口，分析的结果清晰、直观、易学易用，可以直接导入Excel和DBF数据文件，适用于经济学、生物学、心理学、医疗卫生、体育、农业、林业、商业、金融等各个领域。

3. SAS。

SAS（Statistical Analysis System）是美国SAS软件研究所研制的一套具有模块化、集成化特点的大型应用软件系统。它由数十个专用模块构成，功能包括数据访问、数据储存及管理、应用开发、图形处理、数据分析、报告编制、运筹学方法、计量经济学与预测等。尤其在数据处理和统计分析领域，被誉为国际上的标准软件和最权威的优秀统计软件包，广泛应用于政府行政管理、科研、教育、生产、金融等不同领域，发挥着重要的作用。SAS 系统中提供的分析功能主要包括统计分析、经济计量分析、时间序列分析、决策分析、财务分析、全面质量管理工具等。

4. BMDP。

BMDP（Bio Medical Data Processin）是世界级的统计工具软件，至今已有 40 多年的历史，在国际上与 SAS、SPSS 并称为三大统计软件包。BMDP 是一个大型综合的数据统计集成系统，从简单的统计学到复杂的多变量分析都能应付自如。BMDP 为常规的统计分析提供了完备的函数系统，除了方差分析（ANOVA）、回归分析（Regression）、非参数分析（Nonparametric Analysis）、时间序列（Times Series）之外，还擅长于生存分析（Survival Analysis）。至今为止，大批世界范围内顶级的统计学家都曾参与过 BMDP 的研发，不仅保障了 BMDP 的权威性，而且使得 BMDP 能够为全世界的同行提供质量极高的统计分析服务。

5. PEMS。

PEMS（Package for Encyclopaedia Medical Statistics）是中国医学百科全书——医学统计学软件包。该软件采用 Turbo C 和 Turbo BASIC 语言编写完成，因方法齐全、操作简便、面向基层而深受广大用户的欢迎。从 1986 年至今，PEMS 已推广发行至全国许多医药卫生和教学单位，拥有大量的用户，适合于从事医学工作的非统计专业人员使用。

活动 1　Windows 常用设置

一、活动目的

1. 掌握 Windows 7 的基本知识和基本操作。

2. 熟练控制面板的各项功能。

二、活动内容

1. 设置账户。

（1）创建新账户。

① 单击【开始】菜单，选择【控制面板】中的【用户账户】选项(在控制面板中以"大图标"方式查看）。

② 在"用户账户"窗口中，选择管理其他账户选项。

③ 单击创建一个新账户选项，创建一个与自己同名的新账户。

（2）设置家长账户。

① 设置计算机的管理员密码，以管理员身份登录计算机（避免用户避免或关闭此控制功能）。

② 以计算机管理员身份登录 Windows 7 系统后，打开【控制面板】→【用户账户和家庭安全】→【为所有用户设置家长控制】（控制面板中以"小图标"方式查看），进入"家长控制"窗口。单击"计算机管理员"账户，进入"设置密码"窗口，设置好管理员密码。

③ 键入新用户名称，单击【创建账户】。

④ 单击【用户控制】，选择"启用，应用当前设置"选项。

⑤ 对新建用户进行"时间控制"、"游戏"和"允许和阻止特定程序"等方面的控制。

⑥ 单击"确定"按钮使以上设置生效。

2. 设置显示。

（1）单击【开始】菜单，选择【控制面板】中的【显示】图标（在控制面板中以"大图标"方式查看）。

（2）单击"更改显示器设置"选项，选择"高级设置"。在"监视器"选项卡中将屏幕刷新频率设置为 60Hz。

（3）返回"显示"窗口，单击"屏幕分辨率"选项。在"分辨率"下拉菜单中，拖动滑块至所需分辨率 1280 像素 × 1024 像素位置。

（4）单击【确定】按钮使以上设置生效。

3. 设置主题。

（1）单击【开始】菜单，选择【控制面板】中的【个性化】图标。

（2）选择窗口下方的桌面背景选项，在图片位置下拉菜单中选择纯色选项，从下方列表框中选择蓝色作为桌面背景，单击【保存修改】按钮。

（3）返回"个性化"窗口，选择窗口下方的"屏幕保护程序"选项，在屏幕保护程序下拉菜单中选择"彩带"选项。

（4）单击【确定】按钮使以上设置生效。

4. 设置声音。

（1）单击【开始】菜单，选择【控制面板】中的【硬件和声音】。在打开的"硬件和声音"窗口中选择"调整系统音量"选项，将设备和应用程序的音量调低。

（2）单击"更改系统声音"选项，选择声音选项卡，更改声音方案。在"程序事件"列表中选择相应的事件，单击"声音"下拉菜单中与事件关联的声音进行测试。

（3）单击【浏览】按钮，查找系统中没有列出的声音。

（4）单击【确定】按钮使以上设置生效。

5. 设置鼠标。

（1）在桌面的空白区域右击鼠标，从弹出的快捷菜单中选择【个性化】命令，打开"个性化"窗口。

（2）单击"更改鼠标指针"，弹出"鼠标属性"对话框。从"方案"列表框中选择相应选项，再从"自定义"列表框中选择"后台运行"选项。

（3）单击【浏览】按钮，弹出"浏览"对话框，此时系统自动定位到可选择光标样式的文件夹下，并从列表框中选择一种样式效果。

（4）单击【打开】按钮，返回"鼠标属性"对话框。此时可看到"自定义"列表框中的"后台运行"鼠标光标样式发生了变化。

（5）单击"鼠标键"选项卡，在"双击速度"选项组中拖动"速度"滑动条上的滑块以调节双击速度。默认情况下，"切换主要和次要的按钮"和"启用单击锁定"两个复选框处于未勾选状态，用户可以根据需要勾选设置。

（6）单击"指针选项"选项卡，在"移动"选项组中拖动滑块调整鼠标光标的移动速度。如向右拖动滑块提高鼠标移动速度。勾选"显示指针轨迹"复选框后，移动鼠标光标时就会产生相应的轨迹效果。

（7）单击"滑轮"选项卡，在"垂直滚动"和"水平滚动"选项组中，输入相应的数值，如在"一次性滚动下列行数"中选择"4"。

（8）单击【确定】按钮使以上设置生效。

6. 设置输入法。

（1）单击【开始】菜单，选择【控制面板】中的【区域和语言】(在控制面板中以"大图标"方式查看）。

（2）在"键盘和语言"选项卡中单击【更改键盘】按钮，在"语言栏"选项卡中设置语言栏停靠在任务栏；单击"常规"选项卡中的【添加】按钮，在列表中选择需要添加的输入法，如泰语 Kedmanee；从"常规"选项卡已安装的服务列表中删除泰语 Kedmanee。

（3）单击【确定】按钮使以上设置生效。

活动 2 Windows 常用工具

一、活动目的

1. 掌握任务管理器、资源管理器和附件的操作。
2. 熟练掌握文件和文件夹的基本操作。

二、活动内容

1. 任务管理器的基本操作。

（1）启动写字板程序。

单击【开始】菜单，选择【所有程序】中的【附件】，打开"写字板"窗口，如图 4-1 所示。

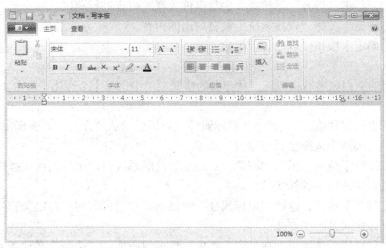

图 4-1 "写字板"窗口

（2）使用以下两种方法打开 Windows 任务管理器（见图 4-2）。

① 使用【Ctrl+Alt+Del】组合键。

② 右击任务栏，在快捷菜单中选择"启动任务管理器"选项。

（3）关闭"写字板"窗口。

① 在 Windows 任务管理器的应用程序选项卡中选择"文档-写字板"程序。

② 单击【结束任务】按钮。

2. 资源管理器的基本操作。

（1）尝试用以下方法打开资源管理器。

① 用鼠标右键单击【我的电脑】图标，从弹出来的快捷菜单中选择【资源管理器】命令。

② 单击【开始】菜单，找到【附件】中的【Windows 资源管理器】命令。

③ 单击【开始】菜单，选择【运行】命令，在对话框中输入"Explorer"。

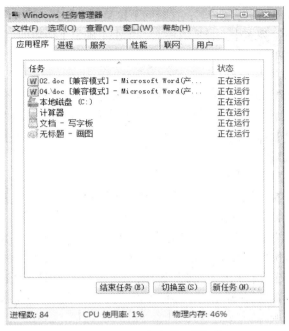

图 4-2 "Windows 任务管理器"窗口

（2）打开"资源管理器"窗口后，展开或关闭左窗口中的任意文件夹，观察右窗口的变化。

（3）通过资源管理器，打开画图工具（路径 C:\ProgramData\Microsoft\Windows\Start Menu\Programs\Accessories\Paint.lnk）。

（4）打开 C:\ProgramData\Microsoft\Windows\Start Menu 文件夹，使用【更改您的视图】按钮将文件分别按照大图标、平铺、内容、列表和详细资料的方式排列。

（5）打开 C:\ProgramData\Microsoft\Windows\Start Menu 文件夹，通过【查看】→【排列方式】功能，将文件分别按名称、类型、大小、修改时间方式进行排列。

3．附件的基本操作。

（1）单击【开始】菜单，选择【所有程序】中的【附件】，打开"计算器"程序计算信息熵。

（2）单击【开始】菜单，选择【所有程序】中的【附件】，打开"记事本"程序，使用记事本输入简单的 C 语言程序；保存文件，将其命名为 C 语言程序.txt；关闭记事本程序，并将建立的文件设为只读文件。

文件内容如下：

```
#include <stdio.h>
main()
{
    printf("Hello word!\n");
}
```

（3）单击【开始】菜单，选择【程序】中的【附件】，打开"画图"程序，制作人体解剖示意图，并保存程序，将其命名为"人体解剖示意图.jpg"。

（4）单击【开始】菜单，选择【所有程序】中的【附件】，在【系统工具】命令中选择【磁盘碎片整理程序】，同时选择 C 盘和 D 盘进行磁盘分析（使用 Ctrl 或 Shift 功能键），根据分析结果对相应的磁盘执行"整理磁盘碎片"操作；单击【配置计划】按钮，在频率下拉菜单中选择"每周"，在日期下拉菜单中选择"星期五"，在时间下拉菜单中选择"1:00"，单击【选择磁盘】，从"要包含在计划中的磁盘"列表中选择所有磁盘，单击【确定】按钮即可生效。

4. 定制【开始】菜单。

（1）设置【开始】菜单左侧窗格。

① 单击【开始】菜单，选择【所有程序】中经常使用的可执行程序图标，右击弹出快捷菜单，选择【附到开始菜单】命令，将所选程序附到【开始】菜单的左侧窗格中。

② 单击打开【开始】菜单，右击左侧窗格中所要删除的应用程序快捷方式，在弹出的快捷菜单中选择【从开始菜单解锁】命令。

（2）设置【开始】菜单右侧窗格。

① 右击【开始】菜单，在弹出的快捷菜单中选择【属性】命令，打开"任务栏和开始菜单属性"对话框，选择"开始菜单"选项卡。

② 单击【自定义】按钮，打开"自定义开始菜单"对话框，把"图片"选项设置成"显示为链接"，即可将"图片"快捷方式显示在【开始】菜单右侧窗格。

③ 在"开始菜单"选项卡中的"隐私"区域，取消勾选"存储并显示最近在开始菜单中打开的程序"和"存储并显示最近在开始菜单和任务栏中打开的项目"复选框，单击【确定】按钮。

活动 3　文件和文件夹的操作

一、活动目的

1. 掌握文件和文件夹的基本操作
2. 掌握命令提示符的基本操作。
3. 掌握常用的 DOS 命令。

二、活动内容

1. 操作文件和文件夹

（1）在 D 盘根目录下新建文件夹 text，在 text 文件夹中分别创建子文件夹 a、aa 和 aaa，在子文件夹 aaa 中创建文本文件 sample.txt，并打开该文件输入自己的学号和姓名。

（2）将子文件夹 aaa 中的 sample.txt 文本文件复制到 text 文件夹中。

（3）删除子文件夹 aa。

（4）还原回收站中的文件 aa。

（5）将 aa 更名为 bbb，将 aaa 中 sample.txt 更名为 test.txt。

（6）将 text 文件夹中的 sample.txt 文件的属性修改为隐藏和只读。设置【工具】菜单中的【文件夹选项】，在"查看"选项卡的高级设置列表框中将隐藏文件和文件夹分别设置为"不显示隐藏的文件和文件夹或驱动器"和"显示所有文件和文件夹或驱动器"，观察其变化。

（7）在 D 盘中搜索 test.txt 文件，如出现忘记文件名的情况，请尝试结合通配符 "*" 和 "？"完成搜索操作。

（8）打开 text 文件夹，右击 sample.txt 文件，在弹出的快捷菜单中选择打开方式为写字板。观察与双击打开文件的区别。

（9）右击 text 文件夹中的 sample.txt 文件，选择【属性】命令查看"常规"选项卡信息。

2. 打开【命令提示符】窗口。

（1）执行【开始】→【所有程序】→【附件】→【命令提示符】命令，打开"命令提示符"窗口。

（2）在桌面空白处按住 Shift 键，单击鼠标右键，在弹出的快捷菜单中选择【在此处打开命令窗口】命令。

（3）使用【Win+R】组合键打开"命令提示符"窗口。

3. 执行常用命令，完成以下操作。

（1）在 D 盘根目录下创建新文件夹 text，在 text 文件夹中创建子文件夹 a、aa 和 aaa（见图 4-3），并在子文件夹 aaa 中创建文本文件 sample.txt，并在该文本文档中输入自己的班级姓名，保存关闭（见图 4-4）（参考命令：CD、MD、Copy con 等）。

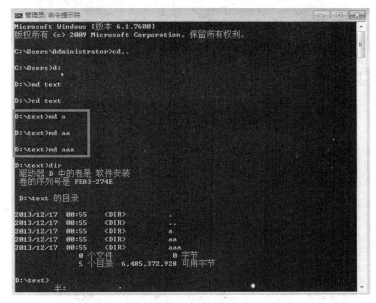

图 4-3 在【命令提示符】窗口下创建文件夹

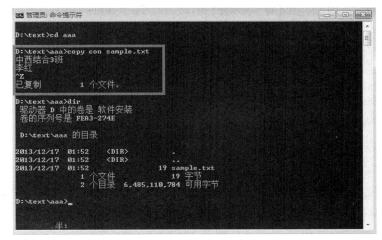

图 4-4 在【命令提示符】窗口下创建文件

（2）将子文件夹中的 sample.txt 文本文件复制到 text 文件夹中（见图 4-5）（参考命令：Copy）。

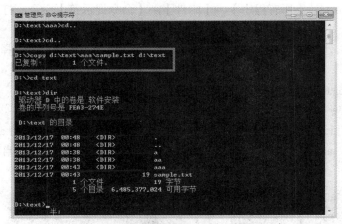

图 4-5　在【命令提示符】窗口下复制文件

（3）删除子文件夹 aa（见图 4-6 和图 4-7）（参考命令：RD）。

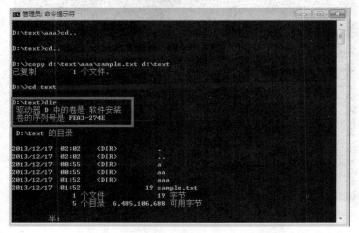

图 4-6　在【命令提示符】窗口下查看 text 文件夹中的内容

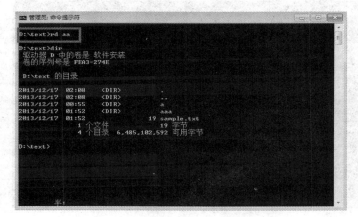

图 4-7　在【命令提示符】窗口下删除文件夹

（4）将 a 更名为 b，将 aaa 中 sample.txt 更名为 test.txt（见图 4-8）（参考命令：REN）。

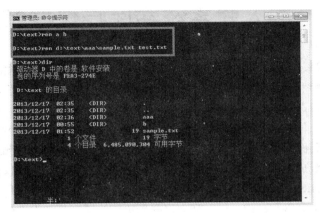

图 4-8　在【命令提示符】窗口下更改文件名

（5）将 aaa 目录中的 test.txt 文件删除（见图 4-9）（参考命令：del）。

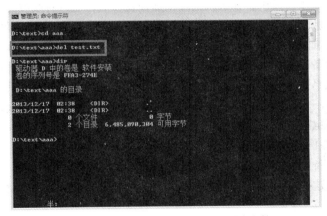

图 4-9　在【命令提示符】窗口下删除文件

（6）将 text 文件夹中的 sample.txt 文件的属性设置为隐藏和只读（见图 4-10）（参考命令：Attrib）。

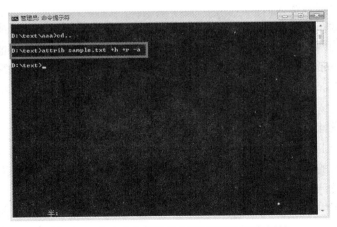

图 4-10　在【命令提示符】窗口下修改文件属性

知识拓展　嵌入式系统在医疗仪器领域的应用

进入 2009 年，越来越多的利好消息出现在医疗仪器设备领域。近期，德国、澳大利亚都分别明确表示要在儿童医疗和全民医疗领域加大投入。而我国和墨西哥这样的发展中人口大国也继续其备受世人瞩目的医疗改革。这些政府级别的投入将增加全社会对医疗仪器设备的需求。随着生活水平的不断提高，人们对于自身健康的关注也提升到一个前所未有的高度。今天，越来越多的高科技手段开始运用到医疗仪器的设计中。心电图、脑电图等生理参数检测设备，各类型的监护仪器、超声波、X 射线成影设备、核磁共振仪器以及各式各样的物理治疗仪都开始在各地医院广泛使用。远程医疗、HIS、病人呼叫中心、数字化医院等先进理念的出现和应用，使医院的管理比以往任何时候都更加完善和高效，同时病人享受到更加快捷方便和人性化的服务。

在技术领域，医疗仪器设备则开始呈现向便携性和网络化发展的趋势。可以随身携带的血压计、血糖仪，可以在家庭或小型社区医院中使用的呼吸机、心电监护仪必然会有越来越大的市场需求。而网络化的进一步普及也正在进入医疗仪器设备领域，通过有线或无线技术，医生可以远程访问病人的资料；数字化、网络化的医疗检测设备使病人不必再携带大量的检测资料奔波在医院的各个科室甚至是远隔千里的不同医院之间，从而节省了就医者的时间和重复检测的费用；而网络化的医疗仪器设备和系统也使远程医疗变为现实，身在某些不发达地区的重症患者有可能通过远程医疗获得高水平医生的救治而重获新生。在我国，由于医疗资源尤其是高端优质医疗资源的缺乏和地区间分布不均衡引起了广被诟病的"看病难"问题。医疗仪器设备网络化所带来的这些益处对解决该问题也有着非常现实的意义。

1. 嵌入式系统在医疗仪器设备中的应用。

由于医疗仪器设备固有的自身特点和以上提到的最新发展趋势的要求，用于医疗仪器设备的技术和系统也应该与这些特点和要求相适应。嵌入式系统应用于医疗仪器设备，符合发展趋势带来的要求和变化。

医疗仪器领域大量医疗仪器的应用，如心脏起搏器、放射设备及分析监护设备，都需要嵌入式系统的支持。各种化验设备，如肌动电流描记器、离散光度化学分析、分光光度计等，都需要使用高性能的、专用化的 DSP 系统来提高其精度和速度。引入嵌入式系统后，现有的各种监护仪的功能与性能都将得到大幅度的提高。

一般来说，医疗系统都非常庞大，但我们看到的一个趋势是便携式、低成本产品渐渐流行。便携医疗产品可分为两种：一种是手持产品，如用于患者监控的产品，像测量脉搏、血压等的产品，医生可以随身携带；另一种则不一定能够随身携带，但它们是低成本、简单的设备，一般用于设备较简单的医院。针对便携化的趋势，要求医疗电子设备必须具备体积小、功耗低、价格低和易于使用的特点。

在医疗仪器的设计方面，有 3 个设计策略非常重要：一是采用模块化设计方法，采用这种方法可以在基本的平台上设计出不同型号的产品；二是背板设计方法，每个大系统一般都会有背板，上面可以插很多不同的板，它可以使系统的速度很快；三是便携产品。由于嵌入式系统具有的特点，上述医疗仪器设计策略都可以采用嵌入式系统实现。

在医疗仪器应用中，嵌入式系统的普及率非常高。在设计过程中，根据需要对嵌入式系统重新编程，可避免前端流片（NRE）成本，减少和 ASIC 相关的订量，降低芯片多次试制的巨大风险。此外，随着标准的发展或者当需求出现变化时，还可以在现场更新。而且，设计人员能够反复使用公共硬件平台，在一个基本设计基础上，建立不同的系统，支持各种功能，从而大大降低了生成成本。使产品具有较长的生命周期，可以保护医疗仪器不会太快过时，医疗行业的产品生命周期比较长，因此这一特性非常重要。现代数字医疗仪器设备不但包括诊疗设备，而且还有数据存储服务器和接口软件。嵌入式系统可为医疗仪器设备设计、生产和使用提供先进的技术支持。

2.　嵌入式系统在医疗仪器领域的应用前景。

随着信息技术的发展，数字化产品空前繁荣。嵌入式软件已经成为数字化产品设计创新和软件增值的关键因素，是未来市场竞争力的重要体现。从医疗仪器领域来看，除了新的传感检测技术不断运用推广之外，对所采集信息的分析、存储和显示也提出了更高的要求。这就要求现代的医疗仪器具备更强大的计算和存储能力以及更稳定可靠的性能。另外，医疗仪器作为一个特殊的行业，又要求设备能够达到更高级别的环保要求。如何进一步地智能化、专业化、小型化，同时做到低功耗、零污染，将会是一个无止境的追求过程，这为嵌入式系统在医疗仪器中的应用提供了更广阔的天地和更高的要求。

我国目前有 19.2 万家医疗卫生机构，拥有的医疗仪器设备中有 15%是 20 世纪 70 年代前后的产品，需要更新换代，这将会推动未来几年甚至更长一段时间我国医疗仪器设备需求的增长。2007是医疗体制改革启动之年，政府加大了公共卫生基础设施的投入，给医疗仪器带来较大的发展空间。根据"十一五"规划，2007 年"新农村合作医疗"试点覆盖面将逐步扩大，2008 年在全国基本推行，2010 年实现基本覆盖农村居民的目标，这对于我国医疗仪器将是重大利好。同时，中国医疗仪器产品结构的调整，对嵌入式系统应用于医疗仪器也提供了一个很好的发展机会，同时也对嵌入式系统的开发者提出了新的挑战，开发出的产品除了应具有独特的创新功能外，开发者还应遵循一定的原则。只有这样，才能使嵌入式系统在医疗仪器中的应用事半功倍。

参考网站：http://chem17.com/news Market/Detail/322.htm1。

活动 1　Windows 操作系统中的网络配置操作

一、活动目的

1. 掌握用命令方式查看本机 IP 地址、测试网络连通性。
2. 掌握 IP 地址和域名的设置。

二、活动内容

1. 用命令查看本机的 IP 地址、子网掩码、默认网关、DNS 服务器等信息。

操作步骤如下。

在"■ 命令提示符"窗口输入命令：Ipconfig /All，按回车键即可查看到本地 IP 地址、子网掩码、默认网关、DNS 服务器等信息，如图 5-1 所示。

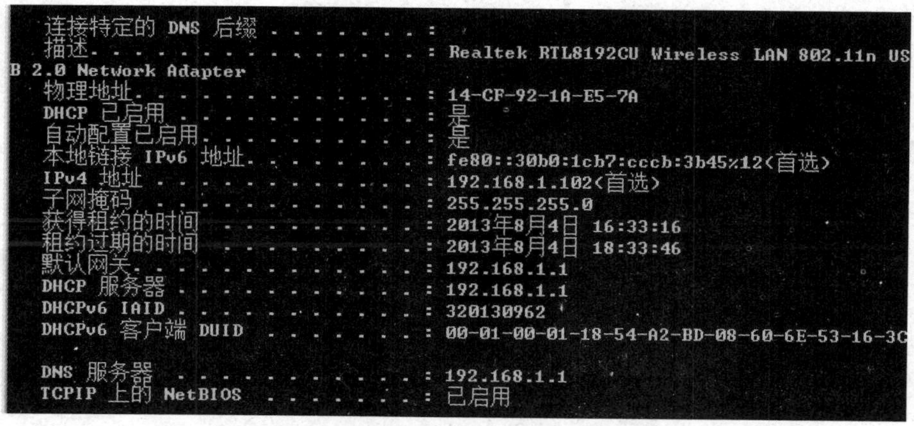

```
连接特定的 DNS 后缀 . . . . . . . . :
描述. . . . . . . . . . . . . . . : Realtek RTL8192CU Wireless LAN 802.11n US
B 2.0 Network Adapter
物理地址. . . . . . . . . . . . . : 14-CF-92-1A-E5-7A
DHCP 已启用 . . . . . . . . . . . : 是
自动配置已启用. . . . . . . . . . : 是
本地链接 IPv6 地址. . . . . . . . : fe80::30b0:1cb7:cccb:3b45%12〈首选〉
IPv4 地址 . . . . . . . . . . . . : 192.168.1.102〈首选〉
子网掩码  . . . . . . . . . . . . : 255.255.255.0
获得租约的时间  . . . . . . . . . : 2013年8月4日 16:33:16
租约过期的时间  . . . . . . . . . : 2013年8月4日 18:33:46
默认网关. . . . . . . . . . . . . : 192.168.1.1
DHCP 服务器 . . . . . . . . . . . : 192.168.1.1
DHCPv6 IAID . . . . . . . . . . . : 320130962
DHCPv6 客户端 DUID  . . . . . . . : 00-01-00-01-18-54-A2-BD-08-60-6E-53-16-3C

DNS 服务器  . . . . . . . . . . . : 192.168.1.1
TCPIP 上的 NetBIOS  . . . . . . . : 已启用
```

图 5-1　利用命令查看本机 IP 地址等信息

2. 用 Ping 命令测试本计算机与其他计算机的连通性。

操作步骤如下。

在"■ 命令提示符"窗口输入命令：Ping 邻桌的计算机 IP 地址。

3．IP 地址和域名的设置。

操作步骤如下。

① 用鼠标单击【控制面板】中的【网络和Internet】，在"网络和共享中心"中单击"查看网络状态和任务"选项，再在"查看活动网络"一栏下单击【本地连接】，在弹出的"本地连接状态"对话框中单击【属性】，再选择 Internet 协议版本 4（TCP/IPv4）选项，单击【属性】按钮，弹出"Internet 协议版本 4（TCP/ IPv4）属性"对话框，如图 5-2 所示。

② 选中单选按钮"使用下面的 IP 地址"，在 IP 地址栏输入预先分配的 IP 地址（或利用图 5-1 命令查看获得的信息进行设置），在子网掩码栏输入子网掩码，在默认网关栏输入网关地址。

③ 选中单选按钮"使用下面的 DNS 服务器地

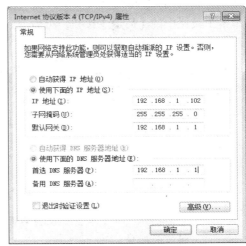

图 5-2　IP 地址和域名服务器设置

址"，在首选 DNS 服务器栏输入预先分配的域名服务器地址（或利用图 5-1 命令查看获得的信息进行设置），单击【确定】按钮，则 IP 地址和域名设置完成。

> **提示：**根据所使用的网络环境不同，可选择自动或手动设置 IP 地址和 DNS 服务器。例如，大多数家庭网络需设置为"自动获得 IP 地址"及"自动获得 DNS 服务器"来获取自动分配的 IP 地址及 DNS 服务器，部分办公网络需根据网络环境做上述手动设置。

活动 2　浏览器的使用

一、活动目的

1．熟练掌握 IE 浏览器的一般使用方法。

2．熟练掌握 IE 的设置。

二、活动内容

1．常见的几款浏览器。

浏览器主要分 IE 内核和非 IE 内核两类。

① IE 内核的浏览器跟 IE 浏览器一样，是以微软操作系统的 webcontrol 控件为内核的浏览器，包括 IE、360 安全浏览器、The World（世界之窗）等。

② 非 IE 内核的浏览器包括 Google Chrome（Webkit 内核）、Mozilla Firefox（Gecko 内核）、Safari（Webkit 内核）、Opera（Kestrel 内核）等。

目前，浏览器市场还出现了基于多种内核的浏览器，如傲游 3、QQ 浏览器（Webkit+IE 内核）等。

2．IE 浏览器工具栏的使用。

（1）打开浏览器。双击桌面上的 Internet Explorer 图标，打开 IE 浏览器（本书中使用 Windwos 7 中自带的 IE8.0）。IE 浏览器的工具栏如图 5-3 所示。

（2）输入网址，浏览网页。在地址栏输入国家中医药管理局首页网址 www.satcm.gov.cn，按回车键载入网页。单击首页上本人感兴趣的新闻链接，浏览下一级网页。下一级网页浏览结束后，单击工具栏中的【后退】按钮，可后退到首页。单击工具栏中的【前进】按钮，从首页前进到之前浏览过的下一级网页。

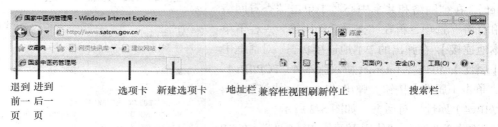

退到 进到　　　选项卡　新建选项卡　地址栏 兼容性视图刷新停止　　　搜索栏
前一 后一
页　 页

图 5-3　IE 浏览器的工具栏

提示：➤ 单击地址栏右面向下三角箭头，选择下拉列表中存在的网址可以浏览访问过的网址。

➤ 在浏览网页过程中，因通信线路太忙或出现故障而导致网页在很长时间内不能完全显示，单击【停止】按钮可以停止对当前网页的载入。单击工具栏中的【刷新】按钮，可以及时阅读网页更新后的信息和浏览终止载入的网页。

➤ 若在浏览网页过程中，出现图文位置错乱的情况，可能是页面不兼容高版本的 IE 浏览器所致，可尝试单击【兼容性视图】来解决。

（3）新建选项卡，浏览另一网页。单击【新建选项卡】按钮，在新建的选项卡中输入网址 www.nhfpc.gov.cn 进入国家卫生与计划生育委员会首页，实现在不关闭之前国家中医药管理局网页的情况下，浏览其他网页。

（4）保存网页。回到国家中医药管理局网页选项卡，单击【页面】菜单，选择【另存为】命令，如图 5-4 所示。在弹出的对话框中，将保存位置设置为桌面，文件名、编码按照默认设置，单击【保存】按钮即可。保存该网页后使得计算机在未联网的状态下也能浏览该网页信息。

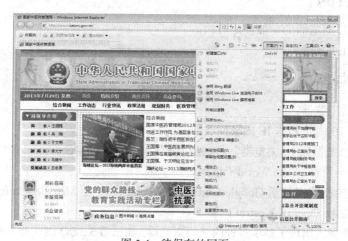

图 5-4　待保存的网页

提示：在"保存类型"下拉列表中有以下 4 种文件保存形式供选择。

➤ Web 档案，单个文件（*.mht）：只会生成一个 HTML 网页文件，包含了所有的文字和图片等元素。

> ➢　网页，全部（*.hmt;*.hmtl）：不仅会生成一个 HTML 网页文件，还会生成一个和它主文件名一样的文件夹，里面包含所有的非文字元素，如图片声音等。
> ➢　网页，仅 HTML（*.htm;*.hmtl）：只生成一个 HTML 网页文件，仅保存页面的文字内容。
> ➢　文本文件（*.txt）：将页面中的文字内容保存为一个文本文件。

（5）保存网页上的单个图片。将国家中医药管理局网页顶端写有"中华人民共和国国家中医药管理局"字样的横幅图片，保存到本地计算机桌面上。其操作为：在图片处单击鼠标右键，选择【图片另存为】命令，弹出"保存图片"对话框，在对话框中将文件以默认文件名、文件类型的方式保存至桌面即可。

（6）将网页添加到收藏夹中保存。在国家中医药管理局网页中，单击【收藏夹】菜单，打开收藏夹窗口，选择收藏夹选项卡，单击【添加到收藏夹】选项，打开"添加到收藏夹"对话框，以默认名称"国家中医药管理局"将网页添加进收藏夹，然后关闭所有网页退出浏览器。再次启动浏览器，单击工具栏的【收藏夹】按钮，通过单击收藏夹栏的"国家中医药管理局"文字，直接打开该网站，免去输入网址的操作。

提示：若工具栏中没有【收藏夹】按钮，可将【工具】菜单→【工具栏】下的"收藏夹栏"勾选中，即可在工具栏出现收藏夹按钮。

（7）单击工具栏中的【主页】按钮可以返回到 IE 浏览器主页。

3．IE 浏览器的常用设置。

（1）打开"Internet 选项"对话框。打开 IE 浏览器，单击【工具】菜单，选择【Internet 选项】命令，打开如图 5-5 所示的"Internet 选项"对话框。

（2）设置"常规"选项卡。

①　更改主页设置。在"常规"选项卡"主页"区域内的"地址"文本框中，输入主页地址 http://www.satcm.gov.cn/，单击【应用】按钮，更改主页设置，则每次启动 IE 时，自动打开"国家中医药管理局"网站的首页。

提示："地址"文本框下面的 3 个按钮的具体含义如下。
> ➢　使用当前页：如果 IE 浏览器已经打开了某个网站的网页，此时单击该按钮，IE 即把当前打开的网页地址作为主页保存。
> ➢　使用默认页：单击该按钮，将把微软公司网站上的某个特定网页作为主页。
> ➢　使用空白页：单击该按钮，主页为空，IE 启动时打开一个空白的页面。

如果用户浏览过某些恶意网站，或是安装了某些软件，IE 主页地址将被篡改为某个网站地址，并且用户不能修改。遇到这种情况，可以使用一些专门用来修复 IE 的工具软件进行修复。

②　清除浏览历史、删除临时文件。单击"浏览历史记录"区域内的【删除】按钮，打开如图 5-6 所示的"删除浏览的历史记录"对话框。选定"保留收藏夹网站数据"、"Internet 临时文件"、"Cookie"、"历史记录"复选框，将收藏夹内容予以保留，上述其他数据及记录删除。单击【删除】按钮执行。

提示：➢　历史记录中保存的是用户访问过的网站地址，而临时文件中保存的是用户上网的具体内容。

➤ 可在"常规"选项卡下的"浏览历史记录"区域中勾选将"退出时删除浏览历史记录"复选框，实现每次关闭 IE 浏览器时，自动清除浏览历史记录。

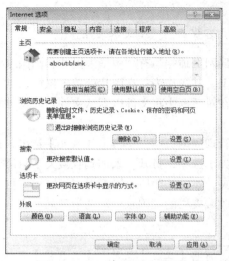

图 5-5 "Internet 选项"对话框

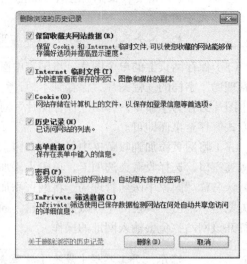

图 5-6 "删除浏览的历史记录"对话框

③ 设置"安全"选项卡。单击"Internet 选项"对话框中的"安全"选项卡后，在"该区域的安全级别"区域内，拖曳滑块移动至"中-高"，或"高"，适当提高上网的安全性。单击【应用】按钮完成设置。

 提示：安全级别设置越低，上网就越危险；反之，安全级别设置越高，上网就越安全，同时对上网的限制也就越多。

④ 设置"隐私"选项卡。单击"Internet 选项"对话框中的"隐私"选项卡，在"设置"区域内拖曳滑块移动到"中"、"中高"或"高"级别。在"弹出窗口阻止程序"区域内，勾选"启用弹窗阻止程序"复选框，阻止弹出窗口出现。单击【应用】按钮完成设置。

活动 3　电子邮件的使用

一、活动目的

1. 熟练掌握免费电子邮箱的申请。
2. 熟练掌握电子邮箱的使用。
3. 熟练掌握以 Outlook 2010 为代表的电子邮件客户端的使用。

二、活动内容

1. 申请一个免费电子邮箱。
2. 使用 Web 方式收/发电子邮件。

在网络上以"远程医疗"为主题（或自拟主题）搜索相关的信息，组织一篇包含文字、图像的文章（文件保存为 Word 文档），要求主题鲜明、层次分明、语言流畅、版面美观、内容具有可读性，并将该文以电子邮件的附件的形式发送到老师提供的电子信箱中。

操作步骤如下。

（1）打开免费电子邮箱主页，如 http:// mail.163.com/，用已注册成功的邮箱账号（如 qhy63）和密码登录到自己的邮箱，如图 5-7 所示。

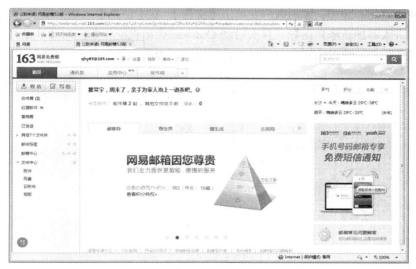

图 5-7　登录邮箱后的页面

（2）接收电子邮件。单击"收信"标签（或收件箱），列出所有收到的邮件；单击邮件的标题打开一封邮件进行阅读。阅读完毕后，可以对打开的邮件进行回复、转发、删除等操作。

（3）发送电子邮件。单击"写信"标签（或写邮件），进入写信页面。填好收件人邮箱地址、邮件的主题：远程医疗，编辑邮件正文内容（对准备的远程医疗材料作简单介绍）。单击"添加附件"，弹出"选择要上载的文件"对话框，找到准备好的"远程医疗"Word 文档，单击【打开】按钮上传文件。单击【发送】按钮，等待发送完毕。发送带附件的邮件示例如图 5-8 所示。

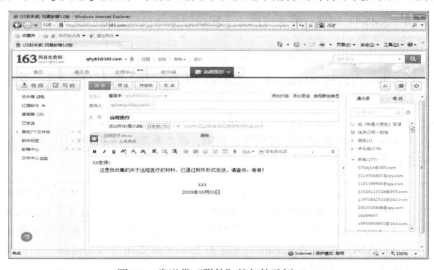

图 5-8　发送带"附件"的邮件示例

提示：若将一封邮件发送给多个人，可以在"收件人"一栏中一次填写多个邮件地址，中间用分号或逗号隔开。也可以单击"收件人"右侧的"添加抄送"或"添加密送"，一次填写多个邮件地址。

3. 以 Outlook 2010 为例，使用电子邮件客户端配置邮箱账户，收发邮件。

操作步骤如下。

（1）打开 Outlook 2010，添加账户。单击【文件】，在【信息】一栏中单击【添加账户】，如图 5-9 所示，进入添加新账户向导。首次启动 Outlook 会出现配置账户向导，在客户端提示"是否配置电子邮件账户"的对话框中，选择"是"也可进入添加新账户向导。

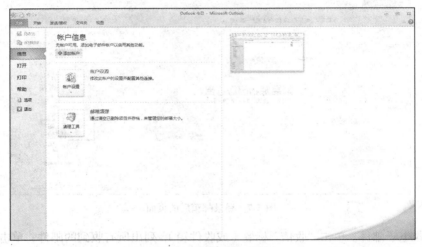

图 5-9　添加账户示例

（2）选择"电子邮件账户"选项，填入姓名、电子邮件地址、密码等信息，单击【下一步】按钮，Outlook 会自动联网搜索相应服务提供商的信息并进行相关参数的设置。此方法可能配置所需的等待时间较长，或配置不成功。若不成功可选择"手动配置服务器设置或其他服务类型"选项进行手动配置，单击【下一步】按钮，选择"Internet 电子邮件"如下选项。

● "短信（SMS）"选项：需要注册一个短信服务提供商，然后输入供应商地址、用户名和密码。

● "Microsoft Exchange 或兼容服务"选项：Exchange 是一种供企业使用的、基于电子邮件的协作通信服务器。可以从 Microsoft 及其经销商处购买 Exchange 许可证。家庭用户通常没有 Exchange Server 电子邮件账户。

单击【下一步】按钮，进入如图 5-10 所示的"添加新账户"界面。

（3）在图 5-10 中，填入相关配置信息。其中，账户类型包括 POP3、IMAP，在个人计算机上使用，一般选择 IMAP。

提示：➢ POP3 协议允许电子邮件客户端下载服务器上的邮件，但是在客户端的操作（如移动邮件、标记已读等），不会反馈到服务器上，如通过客户端收取了邮箱中的 3 封邮件并移动到其他文件夹，邮箱服务器上的这些邮件是没有同时被移动的。

➢ IMAP 提供 Webmail 与电子邮件客户端之间的双向通信，客户端的操作都会反馈到服务器上，对邮件进行的操作，服务器上的邮件也会做相应的动作。

  ➢　IMAP 像 POP3 那样提供了方便的邮件下载服务,让用户能进行离线阅读。IMAP 提供的摘要浏览功能可以让用户在阅读完所有的邮件到达时间、主题、发件人、大小等信息后才做出是否下载的决定。此外,IMAP 更好地支持了从多个不同设备中随时访问新邮件。

  接收邮件与发送邮件的服务器:可用浏览器进入网页版电子邮箱,在类似于"设置"中找到相应邮箱运营商的服务器地址。例如,网易邮箱则在进入邮箱后,单击【设置】,在左侧一栏中选择【POP3/SMTP/IMAP】,则可以查看到服务器地址,并对 POP3/SMTP/IMAP 服务进行开启与关闭。服务器地址也可以通过"百度"等搜索引擎搜索该邮箱运营商的服务器地址。

  用户名:一般为邮箱地址"@"符号之前的一部分。

  密码:即邮箱密码。

  信息填写完毕后单击【下一步】按钮测试账户设置。若无法通过"发送测试电子邮件"消息,则进入第(4)步进行设置。

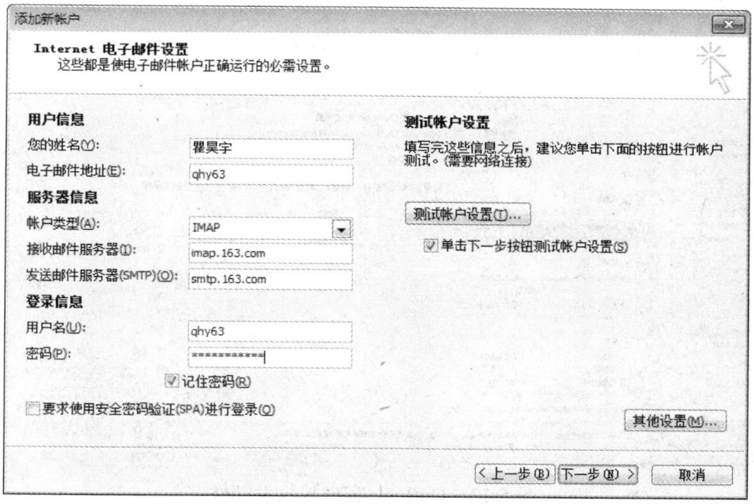

图 5-10　手动配置服务器

  (4)单击【其他设置】按钮,在弹出的"Internet 电子邮件设置"对话框中,选择"发送服务器"选项卡,勾选"我的发送服务器(SMTP)要求验证",并选择"使用与接收邮件服务器相同的设置",单击【确定】按钮,如图 5-11 所示。然后在如图 5-10 所示界面单击【下一步】按钮。目前,绝大多数电子邮箱需要做本步骤,用来对发送服务器进行设置。

  (5)Outlook 开始自动测试账户设置,所有测试通过之后,在如图 5-12 所示窗口中单击【关闭】按钮,账户的手动配置完成。若测试不通过,需回到步骤(3)重新配置。

  (6)设置完成后,可直接使用 Outlook 客户端收发电子邮件,如图 5-13 所示。发送电子邮件可单击【开始】导航窗口中【新建电子邮件】,打开邮件发送窗口,如图 5-14 所示。填写收件人、主题、正文等内容,如需加入附件,可在【邮件】导航窗口中,单击【附加文件】来加入附件,还可以在【插入】导航窗口中,选择插入图片、表格等内容。在【选项】导航窗口中可以定义邮件页面的格式、是否显示"密件抄送"字段、"使用投票按钮"、"请求送达回执"、"请求已读回执"、"延迟传递"等。单击"其他选项"的右下角箭头,将显示详细属性。编辑完邮件后,单击【发送】按钮即可。

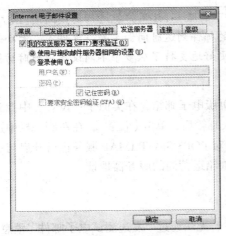

图 5-11 进行发送服务器的配置

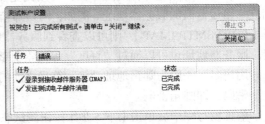

图 5-12 测试账户设置

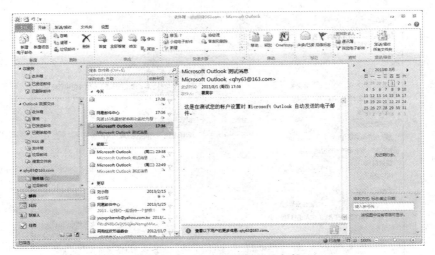

图 5-13 Outlook 客户端收发邮件

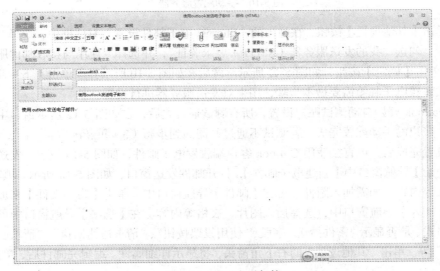

图 5-14 发送电子邮件

（7）使用 Outlook 接收电子邮件。Exchange 电子邮件系统会自动将邮件推送到 Outlook，当有新邮件达到时 Outlook 会弹出消息提示，也可以手动接收（在【发送/接收】导航窗口中选择相应操作即可）。邮件接收后，默认放在收件箱中，单击收件箱中的邮件即可阅读，并在【开始】导航窗口中可以选择对该邮件进行回复、删除、转发等操作。

（8）如需在 Outlook 中添加多个电子邮件账户，可单击【文件】导航窗口，在"信息"栏中单击"添加账户"，重复上文描述的步骤即可。如需对账户进行修改、删除等操作，可单击"信息"栏中的【账户设置】。

活动 4　网络工具软件的使用

一、活动目的

1. 掌握文件或目录下载和上传的方法。
2. 掌握网络磁盘的使用。

二、活动内容

1. 使用浏览器方式访问 FTP 服务器，将文件或目录下载到本地计算机或将本地计算机上的文件或目录上传到 FTP 服务器。

操作步骤如下。

（1）打开 IE 浏览器。

（2）在地址栏输入 FTP 服务器的域名或 IP 地址，如 ftp://172.16.3.52。

（3）选择要下载的文件或目录，右击鼠标，在弹出的快捷菜单中单击【复制到文件夹】命令，打开"浏览文件夹"对话框，在该对话框中选择要保存下载文件或目录的目录，即可将文件或目录下载到本地计算机。

（4）若要上传文件或目录，则在本机上右击要上传的文件或目录，在弹出的快捷菜单中单击【复制】命令，在服务器上打开上传文件或目录欲存放的目录，在弹出的快捷菜单中执行【粘贴】命令，即可实现文件或目录的上传。

2. 使用 FTP 软件 FlashFXP 访问 FTP 服务器，并下载文件或目录到本地计算机或将本地计算机上的文件或目录上传到 FTP 服务器。

（1）下载安装。

下载地址：FlashFxp 下载（http://www.skycn.com/soft/appid/7996.html）。

（2）启动界面。

FlashFXP 启动后的主界面默认显示了本地目录、远程目录、状态及队列 4 大窗口，如图 5-15 所示。

（3）连接 FTP 服务器，下载文件或目录。

① 单击"远程目录窗口"工具栏的【连接】按钮，在弹出的"快速连接"对话框中进行连接信息的设置。在"服务或 URL"文本框中输入 FTP 服务器的 IP 地址，如 172.16.3.52；端口号在没有特别要求的情况下就使用默认的端口号（21），不必改变；"用户名称"栏默认是将"匿名"

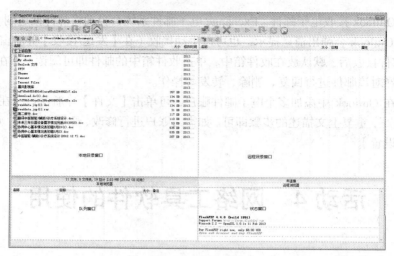

图 5-15　FlashFXP 启动窗口

选项选中（匿名是指不需要用户名和密码可以直接访问 FTP 服务器，但很多 FTP 服务器都禁止匿名访问），如果 FTP 服务器不支持匿名访问，则需要输入用户名和密码（由 FTP 服务的运营商或管理员提供）。设置完成后如图 5-16 所示。

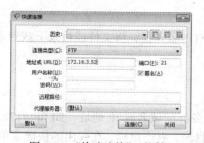

图 5-16　"快速连接"对话框

② 单击【连接】按钮连接到 FTP 服务器，连接后的界面如图 5-17 所示。

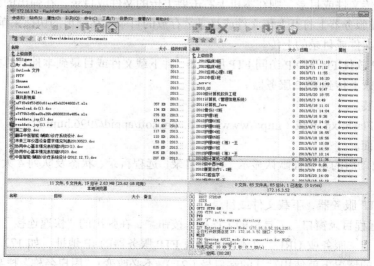

图 5-17　FlashFXP 连接窗口

③ 在"远程目录窗口"中选中所要传输的文件或目录（如选中"2012 级计算机-C 语言"文件夹），在"本地目录窗口"选择下载文件或目录所存放的路径（默认路径：C:\ Users\Administrator\ Documents，可以通过单击该窗口工具栏的向下三角箭头，更换存放路径），再单击"远程目录窗口"工具栏的【传送选定】按钮，即可将选中的文件或者目录下载到本地计算机。

④ 若要上传文件或目录，采用与步骤③下载文件或目录类似的方法。在"本地目录窗口"选中所要上传的文件或目录，在"远程目录窗口"选择上传文件或目录所存放的路径，再单击"本地目录窗口"工具栏的【传送选定】按钮，即可将选中的本地计算机上的文件或者目录上传到 FTP 服务器。

 提示： 用户一次可以选中多个文件或目录进行上传或下载，选中多个文件或目录的方法同 Windows 中对文件或文件夹的选择操作方法。

3. 网络磁盘的使用。

网盘，又称网络 U 盘、网络硬盘，是一些网络公司推出的在线存储服务。网络公司将其服务器的硬盘或硬盘阵列中的一部分容量分给注册用户使用，向用户提供文件的存储、访问、备份、共享等文件管理功能，使用起来十分方便。用户可以把网盘看成一个放在网络上的硬盘或 U 盘，不管是在家中、单位或其他任何地方，只要连接到因特网，就可以管理、编辑网盘里的文件。

目前常见的网盘有金山快盘、华为网盘（原 DBank 网盘）、酷盘、咕咕网盘（又名：51 咕咕网盘）、百度网盘、腾讯微云、360 云盘、网易网盘、126 网盘、139 邮箱网盘、99 盘等，有些是完全免费的，有些是收费兼免费的，用户可根据需要选用。

其中，百度网盘是百度公司推出的一项提供用户 Web、PC、Android、iPhone 手机客户端多平台数据共享的云存储服务。该服务依托于百度强大的云存储集群机制，发挥了百度强有力的云端存储优势，提供超大的网络存储空间，拥有更强大的数据安全保障，并且提供了把精彩内容轻松分享给好友的通道。

下面以百度网盘为例，详细讲述用户在 Web 方式下使用的操作步骤。

（1）在浏览器地址栏中输入"pan.baidu.com"，打开百度网盘登录页面，如图 5-18 所示。

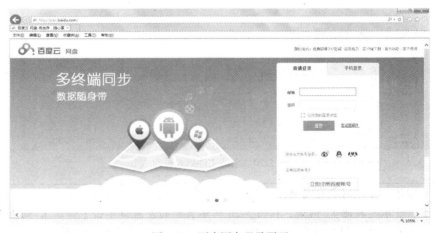

图 5-18　百度网盘登录页面

（2）在"邮箱"和"密码"文本框中，分别填写好已注册好的百度邮箱账号和密码。若没有百度账号，可直接单击页面上的【立即注册百度账号】按钮，进入注册页面，填写好相应的注册信息，注册成功后再登录；也可以不注册百度账号，而选择登录页面上"使用合作账号登录"所提供的新浪登录、QQ登录或人人登录三者中任意一种方式即可进行百度网盘的登录。以QQ登录方式为例，单击登录页面上的QQ图标，进入QQ账号安全登录页面。输入用户已有的QQ账号和密码后，单击【授权并登录】按钮，进入百度网盘管理页面，如图5-19所示。

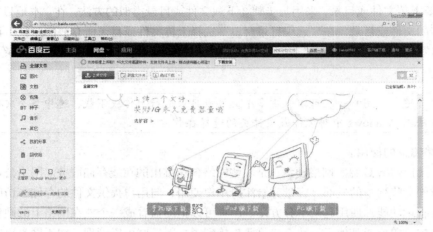

图5-19　百度网盘管理页面

（3）单击【上传文件】按钮，弹出"选择要上载的文件"对话框，找到要上载的文件，单击【打开】按钮即可上传文件。成功上传多个文件后，全部文件以列表的形式显示，如图5-20所示。

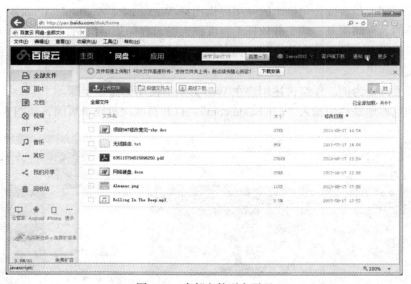

图5-20　全部文件列表页面

提示： 百度网盘自动将上传的文件按照文件类型进行分类（包括图片、文档、视频、种子、音乐、其他）。例如，在图5-20所示页面的左窗口单击【音乐】，则页面的右窗口中仅显示所有音频类型文件。用户也可以利用图5-20所示页面上的【新建文件夹】按钮，在不同的文件类型下，手动添加多级目录结构，对上传文件进行管理。

（4）单击图5-20所示页面文件列表的任意一文件名即可在线预览文件内容。

（5）勾选图 5-20 所示页面文件列表中的一个或多个文件，可以对选定的文件进行分享、下载、删除等操作。例如，若需对文件进行下载操作，则单击图 5-21 所示页面中的【下载】按钮，在弹出对话框中单击【普通下载】按钮即可将选定的文件下载到本地。

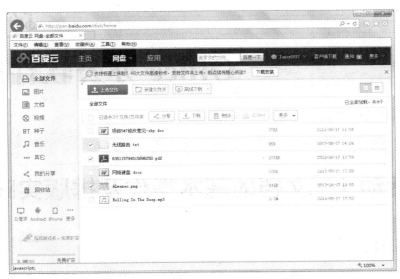

图 5-21 对文件进行相关操作的页面

知识拓展 网络与医疗模式的变化

医生是一个越老越香的职业，究其原因就是由于临床诊断、治疗过程是一个非标准化的过程，治疗结果与医生知识和经验的积累有很大关系，而传统医疗很难准确地将不同诊疗过程记录下来并供其他人享用。有了信息技术，这一切将会发生巨大变化，数字医院的建立，将使患者的临床资料全部信息化，并把医学图像存档和传输，可以实现医疗仪器和高水平专家的资源共享。由于有了完整的信息资料，即使是普通医生也能大幅提高诊断治疗的准确率，使患者能在最短时间内得到最好的诊疗。随着我国医疗卫生事业的发展和改革的不断深入，医疗卫生供应短缺的矛盾已得到根本缓解，服务理念也在医院悄然生根，传统的"以收费为中心"的医院信息系统已不能适应新形势的要求，"为病人服务"的临床管理信息化将成为卫生医疗行业信息化的主要发展方向。这就要求把信息技术真正应用到疾病的诊断和手术中去，在临床信息系统发展的基础上，逐步建立电子病历，促进病历信息的共享和利用。因此，电子病历、远程医疗和远程医学教育等方面将成为数字医疗的重要建设领域。

数字医疗是一个渐次实现的过程，首先是医院管理信息化，然后是医院临床信息化，再进一步是全医院信息化，最后是实现远程医疗。远程医疗是指通过计算机技术、通信技术与多媒体技术，同医疗技术相结合，旨在提高诊断与医疗水平，降低医疗开支，满足广大人民群众保健需求的一项全新的医疗服务。目前，远程医疗技术已经从最初的电视监护、电话远程诊断发展到利用高速网络进行数字、图像、语音的综合传输，并且实现了实时的语音和高清晰图像的交流，为现代医学的应用提供了更广阔的发展空间。

项目 6 Office 办公软件应用

活动 1　文档的基本操作及排版实践

一、活动目的

1. 掌握 Word 2010 的基本操作：文档的建立、保存和打开。
2. 熟练掌握文档的基本操作：文本选定、复制、移动和删除文本等。
3. 熟练掌握字符、段落的格式化。
4. 掌握查找与替换。
5. 掌握批注的插入。

二、活动内容

1. 文档编辑与保存。

在 Word 中输入如图 6-1 所示的文字（段首无空格），保存文档为 lx1.docx，关闭文档。

突发性聋 也称特发性暴聋，病因不明，可能与内耳血管供血障碍或迷路受到病毒感染有关。可发生于各种年龄，无明显性别和季节性差异。中医称暴聋，多由外感风邪闭耳，或脏腑失调，痰瘀闭耳所致。 【诊断要点】 1．病史：可能有流感等上呼吸道感染病史或情绪波动、咳嗽、喷嚏、提举重物等其他诱因，亦或病因不明。 2．症状：突然耳鸣、耳聋，一侧为多，听力损失多在数min致数小时内达到极限；严重者伴有眩晕、恶心呕吐、眼球震颤，约持续一周左右，少数患者可伴头痛，低热，上呼吸道感染症。 3．检查：耳部一般检查正常；患耳多呈中度以上感音神经性聋，发病前、后期听力曲线结果多不相符；患耳前庭功能检查多为反应减弱。

图 6-1　Word 文档编辑原始文件

2. 格式排版。

将 lx1.docx 打开，完成下列格式设置。

（1）在第一段标题前插入特殊字符（小节符）"§"，将标题文字"§突发性聋"设置为"标题 3"样式、居中；将标题中文字"突发性"设置为华文彩云、红色、21 号字体，字符间距加宽 6 磅、文字提升 6 磅、加着重号；将标题中文字"聋"设置为华文楷体、一号、阴影效果。为标题添加样式为 5% 的底纹及 1.5 磅的双实线方框（注意：应用范围为文字）。

（2）设置正文各段，段前间距 0.5 行，段后间距 2.5 磅，首行缩进 2 字符，单倍行间距。

（3）正文第一段设置为宋体、小四；文字"特发性暴聋"添加 1.5 磅波浪线框；将第一段第一个字"也"设置为首字下沉，下沉行数 2 行，距正文 0 厘米，46 号、华文行楷；为文字"痰瘀"加拼音，拼音字号为 7 磅。

　　提示：添加拼音的操作：选中"痰瘀"两字后，选择【开始】功能区→【字体】分组→【拼音指南】按钮 ，在弹出的"拼音指南"对话框中设置字号为 7 磅即可，如图 6-2 所示。

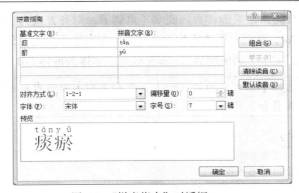

图 6-2　"拼音指南"对话框

（4）为"诊断要点"添加批注，批注内容为"Essentials of Diagnosis"。

　　提示：批注是作者或审阅者为文档添加的注释。添加批注的操作：①选择要设置批注的文本，此处为"诊断要点"；②单击【审阅】功能区→【批注】分组（见图 6-3）→【新建批注】按钮，即为"诊断要点"添加了一个由虚线连接至页面标记区的批注文本框；③在批注文本框内直接输入批注内容即可（见图 6-4）。如果要删除批注，则选中或定位于要删除的批注文本框内，此时【批注】分组内的【删除】按钮将变为彩色有效状态，单击【删除】按钮即可。

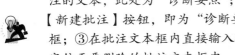

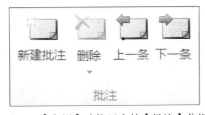

图 6-3　【审阅】功能区内的【批注】分组　　　　图 6-4　批注文本框

（5）将"诊断要点"后的 1～3 段（即从"1．病史"至"3．检查"这 3 段）在结尾复制 3 遍，形成"诊断要点"后的第 4～12 段（不需更改数字编号）；利用格式刷，将"诊断要点"后面段中所有冒号前的两个文字，即"病史"、"症状"和"检查"的格式设置为蓝色、加粗。

 提示： 双击格式刷按钮，可以实现连续给其他文字或段落复制格式。

（6）为"诊断要点"后的1～3段（不包括复制3遍后形成的段落）加上橙色、五号的菱形项目符号（自动去掉数字编号），项目符号缩进0.5厘米、文字位置缩进0.3厘米；将之前复制3遍后形成的4～12段分成三栏，有分隔线。

（7）将正文中的所有文字"聋"替换为绿色、Verdana、五号的"Deafness"。

（8）新建样式名为"重症"，格式为黑体、五号、倾斜、粉红色下画线，将该样式应用于所有"症状"段落中最后一句话："严重者伴有眩晕……上呼吸道感染症"。

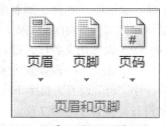

图6-5 【页眉和页脚】分组

3. 文档页面设置。

（1）在文档插入页码，位置为"页面底端（页脚）"，对齐方式为右侧。

（2）设置纸型为A4，页面上下边距均为2厘米，左右边距均为2.5厘米，装订线为0.5厘米。

（3）设置文档页眉文字"名医博客"，靠左对齐，字体为楷体GB2312，字号为小五。

 提示： 选择【插入】功能区→【页眉和页脚】分组内对应的按钮（见图6-5），快速设置对应的页眉和页脚。

三、实验样张

制作完成后的样张如图6-6所示。

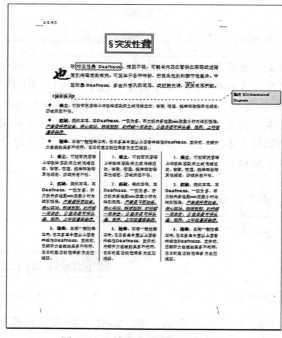

图6-6 文档基本操作及排版样张

活动 2　用 Word 制作表格及图表实践

一、活动目的

1. 熟练掌握 Word 表格的制作和编辑。
2. 掌握表格的排序。
3. 掌握根据表格生成图表的操作。

二、活动内容

将白老鼠分组进行医学实验，得到血管中的 Ceramide（神经酰胺）采样获取值，请按下列步骤绘制相关数据表格并生成直方图表。

1. 创建和编辑表格。

（1）创建如表 6-1 所示的表格，并另存为 lx2.docx。

表 6-1　　　　　　　　　　　　　创建原始表格

正常组	高糖组	波动组
3.4	8.9	9.2
4.6	9.9	10.4
2.3	10.3	10.8
3.8	7.8	11.5
3.9	8.5	9.3
4.2	7.6	8.9

（2）在第 1 列的左边插入一列，列标题为"分组"；在表格最后增加一行，行标题为"均值"；删除"正常组"所在列中数据为"2.3"和"3.9"所在的两行。

（3）在第 1 列中的 2～5 行的空白单元格中依次添加 1～4 的数字序号。

（4）利用公式计算各组数据的平均值，保留两位小数（函数 Average(B2:B5)）。

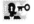

关键术语： 表格中的行号用阿拉伯数字表示，列号用英文字母表示，单元格的名称则由"列号+行号"组成。例如，第 2 行第 2 列相交的单元格名称为"B2"。

提示： 选中"均值"所在行的单元格，如选中"正常组"的均值单元格，再选择【表格工具/布局】功能区→【数据】分组→【公式】命令，在弹出的"公式"对话框中，修改函数为 Average，参数为（Above）或者（B2:B5），其含义为：求 B2～B5 所有单元格数据的平均值。举一反三即可求出其余单元格的均值。

（5）在"波动组"列右侧插入一列，列标题为"说明"，合并该列的其他单元格。

2. 表格格式。

（1）为表格增加标题文字"血管中的 Ceramide（神经酰胺）采样获取值"，格式为居中、楷体 GB2312、三号字、橙色、加粗。

（2）表格的对齐方式为居中；第1行背景色为浅绿，高度1.22厘米，文字中部居中；后续各行行高为0.8厘米。

（3）第1行各列标题文字以及行标题"均值"均设为黑体、小四号字、蓝色；分组的数字序号设为宋体五号、粉红、加粗、水平居中、垂直居中；所有数据为宋体五号、水平居右、垂直居中；"均值"所在行的数据设置为红色；在最右列"说明"下的空白单元格内输入宋体、小五号文字"30只白老鼠为1组"，文字方向为正向垂直，位置居中。

提示：文字方向的设置：选中要调整方向的文字，选择【页面布局】功能区→【文字方向】命令（见图6-7），在其下拉菜单列表中选择"文字方向选项"命令，在弹出的"文字方向"对话框中选择正向垂直的方向（见图6-8所示），单击【确定】按钮。

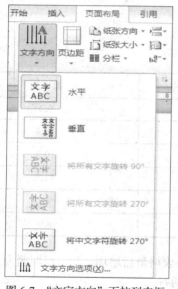

图6-7 "文字方向"下拉列表框

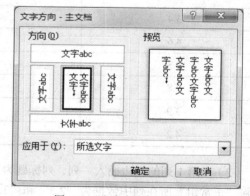

图6-8 "文字方向"对话框

（4）将表格外边框设为2.25磅单实线，第1行下边框和第A列右边框设为1.5磅双实线，第6行上边框设为1.5磅单实线。

（5）为表格左上角单元格增加斜线表头，表头文字为分组，（mg/ml），格式为宋体、小五、蓝色、加粗，并调整文字的位置。

（6）调整各列的宽度，第A列的宽度为2.72厘米，平均分布各列的宽度。

3. 选中表格内4组的各对应组数据（A1:E5），在表格下方生成直方图。

三、实验样张

用 Word 制作的表格及图表样张如图6-9所示。

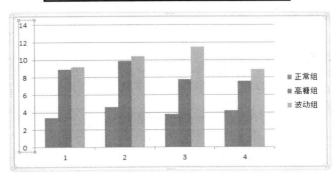

血管中的 Ceramide（神经酰胺）采样获取值

分组 (mg/ml)	正常组	高糖组	波动组	说明
1	3.4	8.9	9.2	30 只白老鼠为一组
2	4.6	9.9	10.4	
3	3.8	7.8	11.5	
4	4.2	7.6	8.9	
均值	4.00	8.55	10.00	

图 6-9　用 Word 制作的表格及图表样张

活动 3　用 Word 插入艺术字及绘图实践

一、活动目的

1. 掌握艺术字的插入以及字格式设置。
2. 掌握绘图工具栏的使用。
3. 掌握流程图和组织结构图的绘制。
4. 掌握文本框的插入以及文本框格式设置。

二、活动内容

创建一个名为 lx3.docx 的 Word 文档，完成下列任务。

1. 绘制"肿瘤科诊疗流程图"部分流程。

图 6-10 所示为湖南中医药大学附属岳阳中医院肿瘤科诊疗流程图，请用两种不同的方法绘制其中的部分流程。

（1）选择【插入】功能区→【插图】分组→【SmartArt】，用编辑和修改 SmartArt 组织结构图的方法绘制出图 6-10 步骤 1 和步骤 2 中的 3 个方框图。

相关设置要求如下。

① 方框中只需填写大标题："病人接诊中心"，"分组施治"，"中西医结合和综合治疗中心"，字体均设为楷体 GB2312、小三、加粗。

② 第 1 个方框"病人接诊中心"，设置边框线为红色，填充为茶色，标题"病人接诊中心"字体颜色设置为红色。

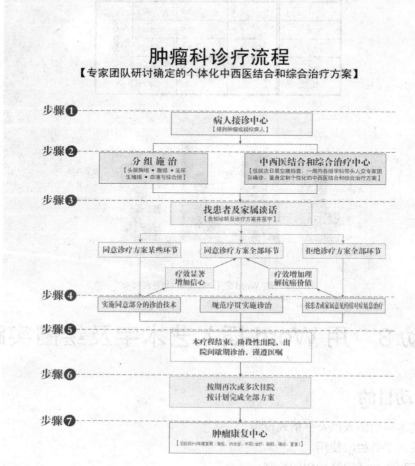

图 6-10　湖南中医药大学附属岳阳中医院肿瘤科诊疗流程图

　提示：单击"组织结构图"工具栏（见图 6-11）上的【自动套用格式】按钮 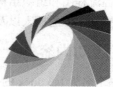，在弹出的"组织结构图样式库"（见图 6-12）中选择"粗边框"的样式，即可将组织结构图的边框更改为方框。

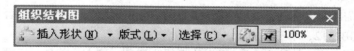

图 6-11　"组织结构图"对话框

③ 第 2 个方框"分组施治"和第 3 个方框"中西医结合和综合治疗中心"，标题字体均设置为蓝色，文本框边框线设置为蓝色，填充为淡蓝。

（2）选择【插入】→【文本框】→【横排】，用编辑和修改"文本框"结合使用绘图工具的方法绘制出图 6-10 所示的"肿瘤科诊疗流程"中步骤 3 和步骤 4 中的 9 个方框图。

相关设置要求如下。

① 当选择插入文本框命令后会显示一

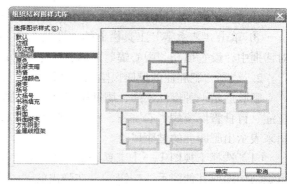

图 6-12　"组织结构图样式库"对话框

个"在此处创建图形"的矩形区域，在该区域内绘制一个文本框后，将文本框边框线设置为"鲜绿"，填充为"淡绿"。

② 将设置好的该文本框在矩形区域内复制、粘贴 8 次形成其余的 8 个文本框。在所有 9 个文本框中依次输入标题（字体均设置为宋体、五号、加粗）如下："找患者及家属谈话【告之诊断及诊疗方案并签字】"，"同意诊疗方案某些环节"，"同意诊疗方案全部某些环节"，"拒绝诊疗方案全部环节"，"疗效显著增加信心"，"疗效增加理解抗癌价值"，"实施同意部分的诊疗技术"，"规范序贯实施诊治"，"找患者或家属意见酌情对症姑息治疗"。适当调整每个文本框的高度和宽度。

③ 按照"肿瘤科诊断流程"中步骤 3 和步骤 4 的位置排列好 9 个文本框，并将步骤 4 中的 3 个文本框边框线设置为红色，填充为茶色。

④ 选择【视图】→【工具栏】→【绘图】，在弹出的"绘图"工具栏（见图 6-13）中选择"箭头"按钮，绘制"肿瘤科诊断流程"中步骤 3 和步骤 4 中文本框之间的带箭头的流程线。

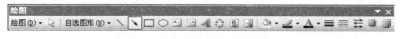

图 6-13　"绘图"工具栏

（3）在文档最顶端插入艺术字标题"肿瘤科诊疗流程"。

相关设置要求如下。

① 选择【插入】→【图片】→【艺术字】，在弹出的"艺术字库"对话框中选择如图 6-14 中所示的艺术字样式。

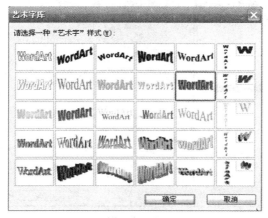

图 6-14　"艺术字库"对话框

② 输入"肿瘤科诊疗流程"，字体为宋体，字号为 36。

③ 单击"艺术字"工具栏上的"设置艺术字格式"按钮，在弹出的"设置艺术字格式"对话框中，设置填充"中心辐射"的底纹样式，白点蓝底图案的线条。

2. 绘制"肥胖症的健康风险"射线图。

肥胖症是一种慢性疾病，肥胖引发的健康风险大致有 9 类：胆结石、高胆固醇、抑郁症、不育症、胃食管反流病、心脏病、睡眠呼吸暂停、2 型糖尿病、高血压。请用组织结构图中的射线图来表示出肥胖症的健康风险。

（1）选择【视图】→【工具栏】→【绘图】，单击"绘图"工具栏（见图 6-13）上的"插入组织结构图或其他图示"按钮，在弹出的"图示库"对话框中（见图 6-15）选择"射线图"。

（2）单击"图示"工具栏（见图 6-16）上的"插入形状"按钮，为中心元素的外层添加 9 个圆形元素。

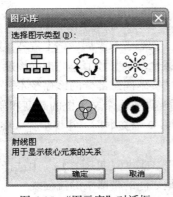

图 6-15 "图示库"对话框

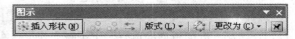

图 6-16 "图示"工具栏

（3）在中心圆的文本框中输入"肥胖症的健康风险"，在其余 9 个圆形元素的文本框中输入 9 类健康风险。

（4）单击"图示"工具栏上的"自动套用格式"按钮，在弹出的"图示样式库"对话框中选择"渐变"的图示样式，如图 6-17 所示。

（5）适当调整射线图的大小。

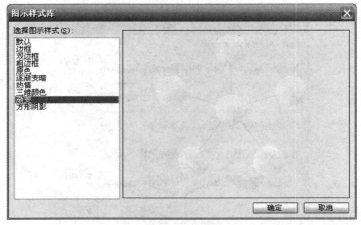

图 6-17 "图示样式库"对话框

3. 插入医学图片及相配的艺术字。

（1）从百度图片网（http://image.baidu.com）中搜索一张医学相关的图片，如搜索"牙齿素材"，在搜索结果中选中喜欢的图片，右击鼠标，在弹出的对话框中选择"图片另存为"命令，将该图片保存在 D 盘，或者"我的文档"中。

（2）在绘制完"肥胖症健康风险"射线图后，将之前保存的图片插入，并设置其版式设为"衬于文字下方"。

（3）插入对应的艺术字，如"Love the Teeth"或者"爱牙齿"、"爱健康"，分别进行不同的设置，使得其颜色、样式与图片搭配效果较美观。

三、实验样张

制作完成后的样张分别如图 6-18、图 6-19 和图 6-20 所示。

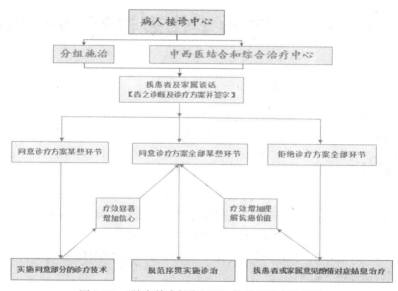

图 6-18 "肿瘤科诊断流程图"部分流程实验样张

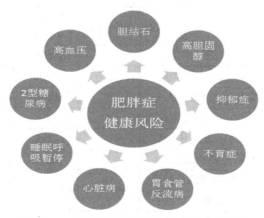

图 6-19 "肥胖症健康风险"射线图实验样张

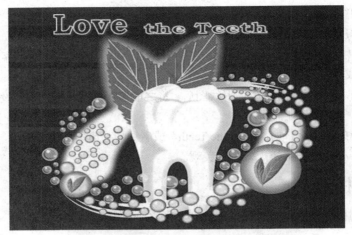

图 6-20　插入医学图片及相配的艺术字实验样张

活动 4　在 Excel 中对工作表进行编辑和格式化

一、活动目的

1. 掌握 Excel 2010 创建、编辑和格式化工作表的方法。
2. 掌握 Excel 2010 工作表中公式和函数的使用方法。

二、活动内容

1. 创建工作表。

（1）在 Excel 2010 中创建新的工作簿，保存为"某县新型农村合作医疗住院医药费用补偿一览表.xlsx"，并将工作表 Sheet1 重命名为"医药费用补偿一览表"。

（2）在工作表"住院医药费用补偿一览表"的单元格区域 A3:H12 输入如表 6-2 所示的数据，并将每列调整到合适宽度。

表 6-2　　　　　　　　　　　　　　住院医药费用补偿表

患者姓名	性别	年龄	医疗机构	住院天数	发票金额（元）	可报费用（元）	补偿金额（元）
孙保珍	女	58	石常乡卫生院	7	585	555	431
李莹	女	53	石常乡卫生院	5	376.5	346.5	259.5
刘士锦	男	43	白沙卫生院	10	953.2	923.2	692.5
郑宝芳	女	69	石常乡卫生院	6	757.2	711.2	533.5
熊永毅	男	78	石常乡卫生院	3	818	788	420.5
李花群	女	50	白沙卫生院	7	732.8	702.8	532.5
赵丙珍	女	67	水塘卫生院	15	1440	1410	1164.5
王静	女	54	石常乡卫生院	9	955.2	925.2	777
张涛	男	57	石常乡卫生院	7	1237.8	1203.6	906.5

（3）复制当前工作表，新工作表更名为"医药费用补偿一览表备份"。在 Sheet2 前插入新工作表 Sheet1 和 Sheet4，删除 Sheet2，将工作表"医药费用补偿一览表备份"移至最后。

2．编辑工作表。

（1）在当前工作表的第 9 行之前插入新行，并在单元格区域 A9:H9 中输入以下内容：{赵芝浩、男、39、水塘卫生院、6、1176.2、1120.7、840.5}。

（2）在当前工作表的第 A 列左边插入新列，在 A3 中输入"序号"，在 A4 中输入"1"。

（3）利用自动填充功能，在单元格区域 A5:A13 中依次填入 2、3、…、10。

（4）删除单元格 E12，并将单元格 E11 的内容复制到单元格 E12。

（5）合并单元格区域 A1:J1，并输入"某县新型农村合作医疗住院医药费用补偿一览表"，字体格式设置为水平对齐居中、方正姚体、20 号、蓝色。

（6）合并单元格区域 A2:J2，并输入"制表日期：2013-08-20"，字体格式设置为水平对齐居右、宋体、12 号、加粗、斜体。

3．格式化工作表。

（1）在 D 列的右边插入新列，然后在 E3 中输入"合作医疗证号"。

（2）选中单元格区域 E4:E13，将该区域的数字格式设置为文本格式以将数字作为文本处理，然后在该区域中依次输入如下内容：{41078101601108000904、41078101600908004202、41078101600612002202、41078101600504007304、41078101600405005402、41078101600803002702、41078101600506003202、41078101300502002404、41078101600105004305、41078101600705001201}。

（3）在当前工作表中，将 A、B、C、D、E、F 列的水平对齐方式设置为居中。

（4）将 H、I、J 列的数字格式设置为保留 1 位小数、使用千位分隔符。

（5）选中单元格区域 G3:J3，将其格式设置为水平居中对齐、自动换行。

（6）选中单元格区域 A3:J3，字体格式设置为加粗，将每列调整到合适宽度，并将该单元格区域的图案格式设置"灰色–25%"。

（7）利用条件格式，将 H 列中数值大于 1000 的单元格的字体格式设置为斜体、红色。

（8）为单元格区域 A3:J13 添加黑色的内、外边框，其中内框设置为最细单实线，外框为双实线。

4．使用公式和函数。

（1）打开文件"甲乙两种疗法治疗肺癌的 2 年生存率分析.xlsx"，如图 6-21 所示。

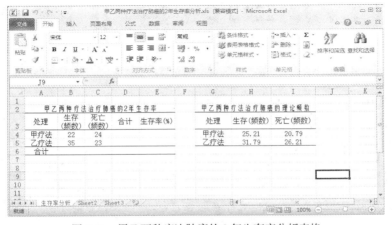

图 6-21　甲乙两种疗法肿瘤的 2 年生存率分析表格

（2）在单元格 D4 中插入求和函数 SUM，以实现对单元格区域 B4:C4 求和。

（3）选中 D4，利用自动填充功能求得 D5 的值。

（4）在 E4 中输入公式 "=100*B4/D4"，求得 E4 的值。

（5）选中 E4，利用自动填充功能求得 E5 的值。

（6）在单元格 B6 中插入求和函数 SUM，以实现对单元格区域 B4:B5 求和。

（7）选中 B6，利用自动填充功能求得 C6 和 D6 的值。

（8）选中单元格区域 E4:E5，利用自动填充功能求得 E6 的值。

（9）调整第 3 行和第 6 行的边框，使得每行的上下均有最细单实线。

（10）选中单元格区域 E4:E6，将其格式设置为水平居中、保留 2 位小数。

（11）在单元格 B8 中输入 "概率 P 值为："。

（12）在单元格 C8 中插入统计函数中的 x^2 检验函数 CHITEST（参见本活动补充知识点），将单元格区域 B4:C5 作为实际频数区域，将单元格区域 H4:I5 作为理论频数区域，求得 C8 的值。

（13）在单元格 B9 中输入 "结论："。

（14）在单元格 C9 中输入 "因 P>0.05，按照 α=0.05 水准，还不能认为两种疗法治疗肺癌病人的 2 年生存率不同。" 然后合并单元格区域 C9:I10，并将格式设置为水平左对齐、自动换行。

补充知识点：

x^2 检验函数 CHITEST 是医学上常用的假设检验类函数，用于检验两组数据是否具有显著性差异。它返回独立性检验值，使用 x^2 检验值确定假设值是否被实验所证实。

（1）概率 P：实际观测值等于假设值（期望值）的概率。

（2）显著水平 $α$ 值：衡量接受或否认假设的标准。

（3）结论的评判标准：

- 如果 $P<α$，假设不成立，两组数据相差显著；
- 如果 $P>α$，假设成立，两组数据相差不大。

三、实验样张

1. 创建的工作表样张如图 6-22 所示。

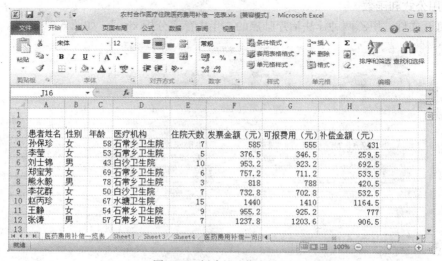

图 6-22   创建的工作表样张

2. 编辑后的工作表样张如图 6-23 所示。

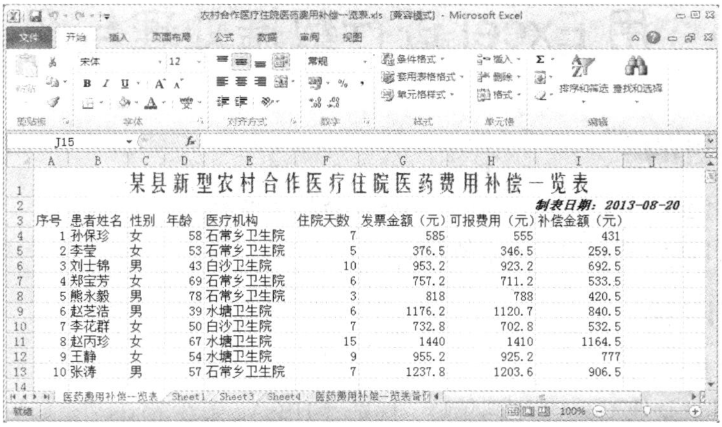

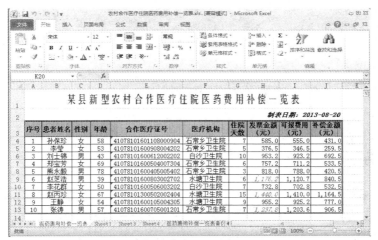

图 6-23　编辑后的工作表样张

3. 格式化后的工作表样张如图 6-24 所示。

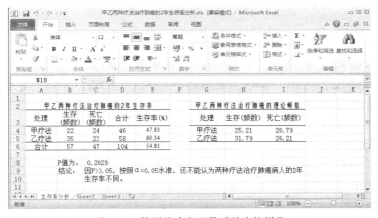

图 6-24　格式化后的工作表样张

4. 使用公式和函数后的表格样张如图 6-25 所示。

图 6-25　使用公式和函数后的表格样张

活动5 用 Excel 进行数据处理与图表制作

一、活动目的

1. 掌握 Excel 2010 数据排序、筛选、分类汇总的使用方法。
2. 掌握 Excel 2010 数据图表的绘制方法。

二、活动内容

1. 编辑工作表。

（1）打开文件"某地 1980 年不同年龄、性别者 HBsAg 阳性率.xlsx"，如图 6-26 所示。

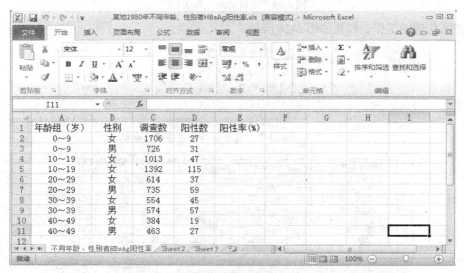

图 6-26 打开表格文件

（2）将工作表中单元格 B5 的值改为"男"。

（3）在工作表的第 12 行、第 13 行添加两条记录，分别为{50～60、女、187、4}和{50～60、男、232、10}。

2. 数据排序。

（1）选中单元格 E2，输入公式"=100*D2/C2"，求得 E2 的值。

（2）选中单元格 E2，利用自动填充功能求得单元格区域 E3:E13 中每个单元格的值。

（3）设置单元格区域 E2:E13 的格式为水平对齐居中、保留 2 位小数。

（4）根据【性别】，对工作表中的数据进行升序排序。

（5）根据【阳性率】，对工作表中的数据进行降序排序。

（6）根据【性别】和【阳性率】，对工作表中的数据进行多列数据排序，其中关键字"性别"为降序方式、关键字"阳性率"为升序方式。

3. 数据筛选。

（1）采用自动筛选方式，选出工作表中【性别】为"男"的所有记录。

（2）在上述结果的基础上，根据【阳性率】进行自定义筛选，选出【阳性率】小于 8 的所有记录。

（3）取消筛选操作，恢复原来的数据。

（4）按照如下方式建立高级筛选的条件区域：将单元格 B1 和 E1 分别复制到单元格 B15 和 C15，在 B16 和 C16 中分别输入"女"和"<7"。

（5）采用高级筛选方式，选出工作表中性别为"女"且阳性率小于 7 的所有记录。

（6）根据关键字"年龄组"，对高级筛选后的结果进行升序排序。

4. 数据分类汇总。

（1）取消筛选操作，恢复原来的数据。

（2）根据关键字"性别"，对工作表进行升序排序。

（3）按照如下方式对工作表进行分类汇总：将"性别"作为分类字段，汇总方式设置为"求和"，汇总项设置为"调查数"和"阳性数"。

（4）利用自动填充功能，分别求得单元格 E8、E15、E16 的值，然后将这 3 个单元格的字体格式设置为加粗、斜体、红色。

5. 数据图表绘制。

（1）打开文件"某市 1953 年乙脑患者的年龄分布.xlsx"，如图 6-27 所示。

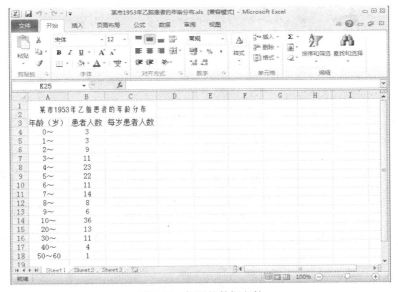

图 6-27 打开的数据文件

（2）在单元格 C4 中输入公式"=B4/1"，求得 C4 的值。

（3）选中单元格 C4，利用自动填充功能求得单元格区域 C5:C13 中每个单元格的值。

（4）在单元格 C14 中输入公式"=B14/10"，求得 C14 的值。

（5）选中单元格 C14，利用自动填充功能求得单元格区域 C15:C18 中每个单元格的值。

（6）在"插入"选项卡下的"图表"组中单击"柱形图"选项，然后在弹出的菜单中的"二维柱形图"组中选择簇状柱形图。

（7）在新产生的图表工具的"设计"选项卡中的"数据"组中，单击"选择数据"选项，然后在弹出的"选择数据源"对话框中，将图表数据区域设置为"=Sheet1!$A$3:$A$18, Sheet1!$C$3:

$C$18"，也即数据区域为单元格区域 A3:A18 和单元格区域 C3:A18 的并集，然后选择系列产生在"列"。

（8）在"布局"选项卡中进行如下设置：图表标题设为"某市 1953 年乙脑患者的年龄分布"，分类（X）轴设为"年龄（岁）"，数值（Y）轴设为"人数"；取消数值（Y）轴中的主要网格线；在数据标志中选择"值"数据标签。

（9）在"设计"选项卡的"位置"组中单击"移动图表"选项，然后在弹出的"移动图表"对话框中选择"对象位于"，以将新图表插入当前工作表中。

（10）将新图表的 X 轴中的文本方向设置为 90°，以使 X 轴的值成竖排显示。

（11）将新图表中柱形条（即系列）之间的间距设为 0，也即将系列的数据系列格式中的分类间距设为 0。

（12）将新图表绘图区中的所有"值"数据标签的字体设为 10 号。

（13）将新图表图表标题的字体格式设置为加粗、12 号、宋体。

（14）调整新图表绘图区和图例的大小和位置，使整个图表显得布局合理、清晰美观。

三、实验样张

1. 编辑工作表后的样张如图 6-28 所示。

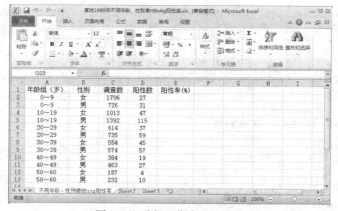

图 6-28　编辑工作表后的样张

2. 数据排序后的样张如图 6-29 所示。

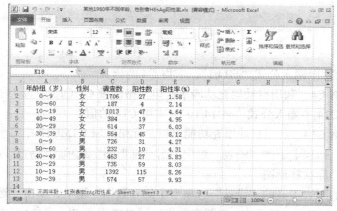

图 6-29　数据排序后的样张

3. 数据筛选样张如图 6-30 所示。

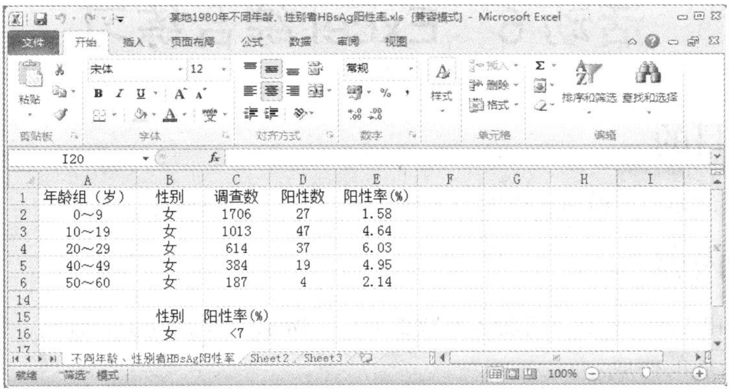

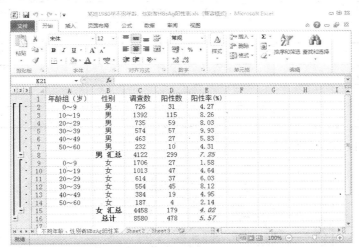

图 6-30　数据筛选样张

4. 数据分类汇总样张如图 6-31 所示。

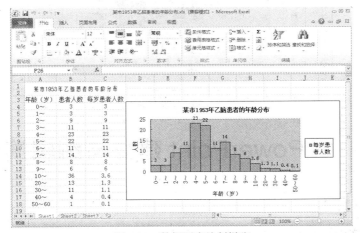

图 6-31　数据分类汇总样张

5. 数据图表绘制样张如图 6-32 所示。

图 6-32　数据图表绘制样张

活动6　Excel 综合练习

一、活动目的

进行 Excel 综合练习，提高应用能力。

二、活动内容

某地 1978 年和 1980 年传染病发病人数如表 6-3 所示。根据该表的数据，构造统计表和统计图分析这两年传染病的构成。

表 6-3　　　　　　　　　　　1978 年和 1980 年传染病发病人数

某地 1978 年和 1980 年五类传染病发病人数		
疾病	1978 年病例数	1980 年病例数
痢疾	6024	3685
肝炎	2336	2111
流脑	900	522
麻疹	1260	410
其他	1440	850

实验样张如图 6-33 所示。

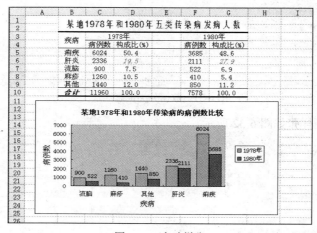

图 6-33　实验样张

活动7　用 PowerPoint 建立与编辑演示文稿

一、活动目的

1. 掌握演示文稿的创建。

2. 掌握演示文稿中对象的格式化。

3. 掌握幻灯片的外观设置及动画设计。

4. 掌握演示文稿的放映。

二、活动内容

1. 演示文稿制作原则。

演示文稿简称 PPT，通常情况下用来演讲、报告或展示某些信息。PPT 的内容不是简单地把数据与结果罗列在观众面前，而是要经过制作者的筛选和整理，将制作者所要表达的意图准确地传递给观众。PPT 的美化也要考虑美学因素，做到整体风格统一，细节处理得当。

2. 演示文稿制作流程。

以《医药信息技术基础》第 8 章内容为例介绍制作 PPT 的思路和方法，具体步骤如下。

（1）信息的分类、筛选与 PPT 结构编排。

① 理清总论点、分论点、各分论点之间的逻辑关系，按内容性质（如时间、项目或者地区等）进行分类，并对分类后的信息进行提炼或者补充。

例如，在收集到第 8 章医疗卫生信息系统的文字材料以及图表资料后，可以归纳出需要展示的 5 个部分。我们可以根据每个部分的需要分类整理材料，提炼文字，搜集制作过程中所需的图片、视频等材料。

② PPT 的结构是指把内容有机组织在一起，帮助受众更好掌握信息的方式。例如，最常见的 PPT 结构分为标题、目录、正文内容和结束语，也可以采用总分总的形式，即概述、分论点和总结 3 个部分。

例如，在第 8 章 PPT 的制作过程中，可以按照教材讲述的过程来确定 PPT 结构，将 PPT 结构设置为首页、目录和正文内容 3 个部分。

（2）PPT 模板的设计。

模板的使用可以使 PPT 风格统一，整体感强。PPT 中的母版功能可以为自己设计模板，也可以直接使用 Office 自带的主题模板或网上其他设计师制作的模板。

例如，在第 8 章 PPT 的制作过程中，我们大致将 PPT 结构分为封面、目录、正文内容 3 种类型的页面，可以根据需要在母版设置中分别建立 3 种不同的版式，自定义一个模板。这样，在实际使用过程中，每当要生成同类型的幻灯片页面时，可以采用相同的页面布局达到风格的统一。

① 背景的选择。

在母版中设置模板背景，对整个 PPT 的视觉效果起到非常重要的作用。背景通常是为了衬托展示信息，简洁实用是关键的原则，否则容易出现喧宾夺主的现象。我们可以为不同类型的幻灯片页面设置相同或不同的背景，但要考虑背景风格统一的问题。

② 模板细节设计。

在母版中设置模板的文字细节，如标题、正文字体、文字大小或颜色等。同时，结合实际需要进一步完善和美化模板。

（3）模板的套用与细节的美化。

① 模板的套用。

根据 PPT 结构安排，选择展示信息套用模板。

例如，第 8 章内容大致可制成首页、目录、正文内容 3 种类型的页面，套用前一步自定义模板中的封面版式，可直接继承模板的页面布局、背景和一些细化设置，只需填入必要的展示信息就可完成首页幻灯片的制作，如图 6-34 所示。

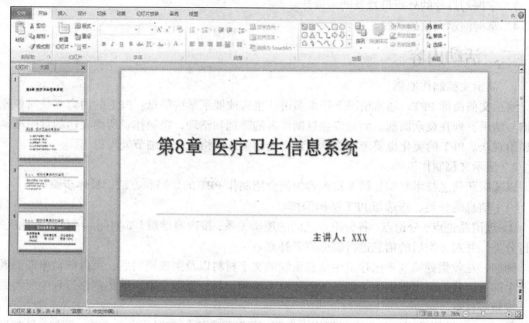

图 6-34　首页幻灯片示例

　　套用自定义模板中目录和正文内容的板式，可分别制作出目录幻灯片和正文内容幻灯片，如图 6-35 与图 6-36 所示。

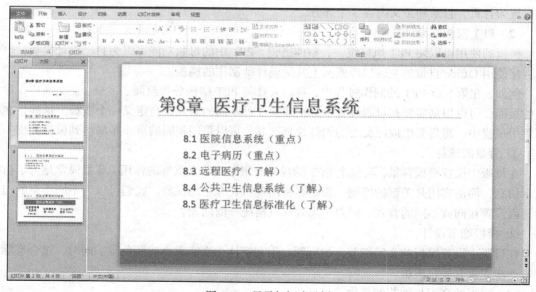

图 6-35　目录幻灯片示例

　　② 细节的美化。

　　根据 PPT 中内容的需要，可以在某些页面引入一些动画效果来突出展示信息，也可以将文字无法描述清楚的内容制作成图表。

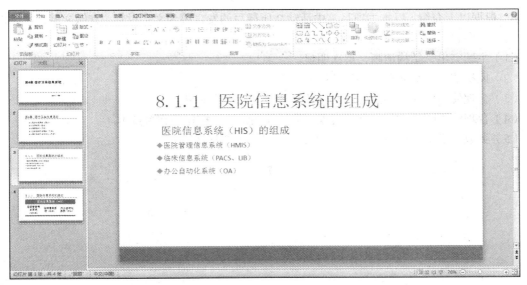

图 6-36　正文幻灯片示例

如在第 8 章 PPT 制作过程中可将正文示例（见图 6-36）的内容修改成图的形式（见图 6-37）。

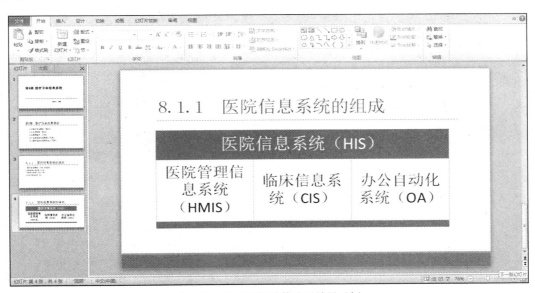

图 6-37　正文幻灯片修改后效果示例

在设置幻灯片页面切换效果时，我们应该根据展示信息的需要选择合适的切换效果，需避免出现效果过多或不合适的问题。

（4）幻灯片的放映。

PPT 制作完成后，可以从头至尾放映幻灯片，检查幻灯片整体风格是否统一、细节设计是否达到预期效果，展示信息是否有需要修改的地方。

根据不同场合需要，可以设置合适的放映方式，如在某些展示过程中需要设置为循环放映，则需要在幻灯片放映方式对话框中设置放映类型为"在展台浏览（全屏幕）"。

3. 根据以上介绍，以本书项目1中活动2所撰写的发言稿为文字材料，查阅文献，收集相关图片及影音资料，制作一个PPT，要求如下。

（1）主题突出，结构清晰，层次明显。

（2）风格统一，页面布局、颜色搭配合理。

（3）合理使用模板，灵活使用动画效果及幻灯片切换效果。

（4）合理使用图片、艺术字等对象，灵活使用链接、按钮等相关技术。

（5）页数大于15页，其中内容页不少于8页，内容充实。

项目 7
数据库技术

活动 1   数据库和表的创建

一、活动目的

1. 熟悉 Access 的界面和主要功能。
2. 掌握在 Access 中创建数据库、表的方法。
3. 熟悉表的基本操作。

二、活动内容

1. 启动并且熟悉 Access 2010 界面。

用教材中例举的各种方法启动 Access 2010，并且熟悉 Access 工作界面。

2. 创建数据库。

创建空数据库的操作步骤如下。

① 启动 Access 2010 程序，进入视图，在左侧导航窗格中单击【文件】命令，然后在中间窗格中单击"空数据库"选项。

②在右侧窗格中的"文件名"文本框中输入数据库名称，单击【创建】按钮。也可单击文件名右侧的【样本模版】完成创建数据库，同时在数据库中自动创建一个数据表。

3. 创建表。

在新建的数据库中，同学们利用对象中的"表"模板和"表设计"方法创建"门诊收费表"和"门诊挂号表"，表格内容分别如图 7-1 和图 7-2 所示。

病人序号	病人姓名	医生工·	医生姓名	执行科室	项目名称	计费类·	数·	单价	总价	日期
7	黄爱生	N24	邯学民	内科	检查费	医保	1	￥420.00	￥420.00	2013-8-14
1	李力	Z01	汪元西	中医科	检查费	自费	1	￥88.00	￥88.00	2013-4-16
6	李立军	X11	尹婷婷	心血管科	检查费	自费	1	￥788.70	￥788.70	2013-7-8
5	刘鹏	Z02	吴宛英	中医科	中成药	自费	10	￥18.00	￥180.00	2013-5-28
3	王芳	F01	韩创豪	妇产科	中药	自费	5	￥46.80	￥234.00	2013-5-10
4	曾爱爱	E06	邹小玲	儿科	中药	医保	3	￥12.00	￥36.00	2013-5-23
2	周平都	G03	王瑶红	骨外科	续骨膏	新农合	2	￥23.50	￥47.00	2013-4-15
*							0	￥0.00	￥0.00	

图 7-1　创建表示例（一）

编号	挂单单号	病人姓名	病人性别	挂号科室	金额	挂号费	诊疗费	病历本费	挂号日期	其他附加费
	7 CH02108	黄爱生	男	内科	￥291.00	￥50.00	￥140.00	￥1.00	2013-8-14	￥100.00
	1 CH00002	李力	男	中医科	￥9.00	￥5.00	￥3.00	￥1.00	2013-4-16	￥0.00
	6 CH01002	李立军	男	心血管科	￥50.00	￥5.00	￥45.00	￥0.00	2013-7-8	￥0.00
	5 CH00033	刘鹏	男	中医科	￥8.00	￥5.00	￥3.00	￥0.00	2013-5-28	￥0.00
	2 CH00002	王芳	女	妇产科	￥6.00	￥4.00	￥2.00	￥0.00	2013-5-10	￥0.00
	4 CH00102	曾爱爱	男	儿科	￥8.00	￥5.00	￥3.00	￥0.00	2013-5-23	￥0.00
	3 CH00081	周平都	男	骨外科	￥8.00	￥6.00	￥2.00	￥0.00	2013-4-15	￥0.00

图 7-2　创建表示例（二）

使用"设计视图"创建表主要是设置表的各种字段的属性，即创建表结构。表中数据记录要在"数据表视图"中输入。下面以创建"门诊收费表"为例说明其操作步骤。

① 新建数据库"门诊收费"。

② 切换到【创建】选项卡，单击【表格】组中的【表设计】按钮，进入表设计视图。

③ 在"字段名称"文本框中输入字段的名称"病人序号"；在"数据类型"下拉列表中选择该字段的数据类型，这里选择"数字"选项；"说明"文本框可根据需要输入。

④ 用同样的方法，输入其他字段名称，并设置相应的数据类型。

⑤ 选择要设为主键（能唯一标识一条记录的字段）的字段，如选择"病人姓名"，在【设计】选项卡的【工具】组中，单击【主键】按钮 🔑，即可将其设为主键。

⑥ 在【常规】选项卡中可以定义字段的字段大小、格式、小数位数、输入掩码、标题、默认值、有效性规则、必需、索引等参数。

⑦ 将所有字段设置完成后保存。

4. 表对象的基本操作。

（1）创建关系。不同的表之间的关联是通过表的主键来确定的。因此，当数据表的主键更改时，Access 2010 会进行检查。

创建数据库表关系的方法如下。

① 单击数据库工具菜单的【关系】按钮，打开关系窗口。

② 拖放一个表的主键到对应的表的相应字段上。

③ 根据要求重复此步骤。

（2）查看关系。关系可以查看和编辑。打开"关系"窗口，即可查看关系；而双击表间的连线，可以编辑任何连接关系，此时弹出"编辑关系"对话框，如图 7-3 所示。

（3）表间关系的修改与删除。用户可以编辑已有的关系，或删除不需要的关系。

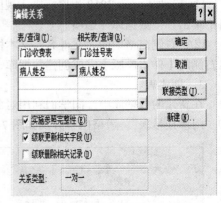

图 7-3　编辑关系

5. 修改数据表中的数据。

在"门诊收费表"中完成插入新数据、修改数据、替换数据、复制、移动数据、删除记录等操作。插入新数据如图 7-4 所示。

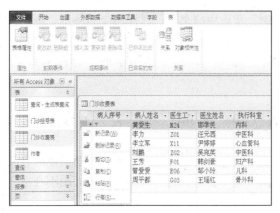

图 7-4 插入新数据

6. 筛选数据。

在"门诊收费表"中选出自费病人的相关信息。在数据表视图下，在【开始】选项卡的【排序和筛选】组中可以进行筛选，如图 7-5 所示。

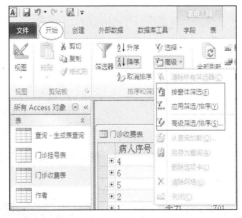

图 7-5 排序和筛选

输入筛选条件，根据指定值或表达式，查找与筛选条件相符合的记录。其操作过程如下。

（1）在数据表视图中单击要筛选的列的某一单元格，如"中医科"，如图 7-6 所示。

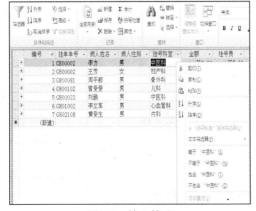

图 7-6 输入筛选

（2）然后单击鼠标右键，弹出快捷菜单，选择相应的命令。例如，需要筛选出"金额"大于8元的病人信息，可以在筛选条件中进行输入。

（3）要取消排序结果，选择"开始"选项卡的"排序和筛选"组中的"取消排序"按钮。

7. 表的其他创建方法。

在"表"对象中，可以选择"使用向导创建表"和"通过输入数据创建表"两种方法来创建表。

这两种方法非常简单，可减少一些工作量，但系统自动创建的表的字段属性往往不符合我们的需求，有可能字段的数据类型不合适，也有可能字段的大小不合适，这就需要结合表设计器进行修改完善，请读者自行进行练习。

活动 2 查询的创建和操作

一、活动目的

1. 了解查询界面和功能。
2. 掌握创建查询的基本方法。

二、活动内容

1. 创建查询。

用户可以打开数据库窗口，选择【查询】对象，然后单击工具栏中的【新建】按钮，弹出"新建查询"对话框，如图 7-7 所示。

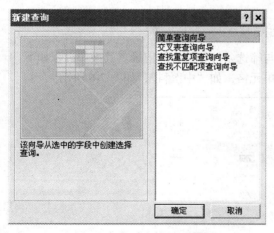

图 7-7 "新建查询"对话框

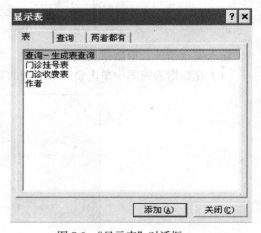

图 7-8 "显示表"对话框

Access 2010 提供了多种查询方式，具体可分为简单查询向导、交叉表查询向导、查找重复项查询向导和查找不匹配项查询向导 4 种方式。

单击"设计视图"后同时弹出"显示表"对话框和"查询"对话框。

在"显示表"对话框中选择需要生成查询的表，如选择"门诊挂号表"，【添加】后，"门诊挂号表"中所有字段在嵌套出现在"查询"对话框中，然后单击关闭"显示表"对话框。

"查询"对话框主要分为上下两部分，上面放置数据库表、显示关系和字段，下面部分放置需要进行查询的字段名称、表名称、排序、显示、查询条件等信息。

假设在"门诊挂号表"中，指定需要查询"性别"为男的病人挂号信息，在设计网格中选择字段病人性别的条件项为"男"，设置完成后单击"运行" ! 按钮，即可显示男性病人挂号相关信息，如图 7-9 所示。

	病人姓名	病人性别	编号	金额	挂号科室	挂号费
▶	添力	男	1	￥9.00	中医科	￥5.00
	周平都	男	3	￥8.00	骨外科	￥6.00
	刘鹏	男	5	￥8.00	中医科	￥5.00
	李立军	男	6	￥50.00	心血管科	￥5.00
✳			(自动编号)	￥0.00		

图 7-9 查询男性病人挂号相关信息

2. 利用其他方式创建查询。

在"新建查询"对话框中双击"简单查询向导"，在弹出的"简单查询向导"对话框中，选择需要建立查询的表和表中的字段，其操作步骤和汇总后续操作请读者自行练习和理解。

活动 3 窗体和报表的创建

一、活动目的

1. 掌握利用"窗体的向导"创建窗体的方法和窗体上各控件的使用方法。
2. 掌握利用向导创建报表和修改报表的方法。

二、活动内容

1. 创建窗体。

本次活动以小组为单位，每组学生自己建立"学生档案"数据库，内容自拟，按要求完成下面的操作。

（1）使用"自动创建窗体"为课程信息表创建纵栏式窗体。

（2）使用向导创建表格式窗体，要求窗体中显示学生的学生证号、姓名、性别、出生日期和身高，窗体样式为混合。

（3）创建查询，查询出"中医"班所有学生的学生证号、姓名、课程名和分数；创建表格式窗体，显示所建查询结果，要求窗体样式为国际。

（4）创建查询，求出各班级计算机基础课程的最高分；创建图表窗体，要求使用柱形圆柱图显示所建查询结果，不显示图例。

（5）创建查询，求出各类政治面貌的学生人数；创建图表窗体，要求用饼图显示查询结果。

（6）使用设计视图，按图 7-10 所示设计窗体。

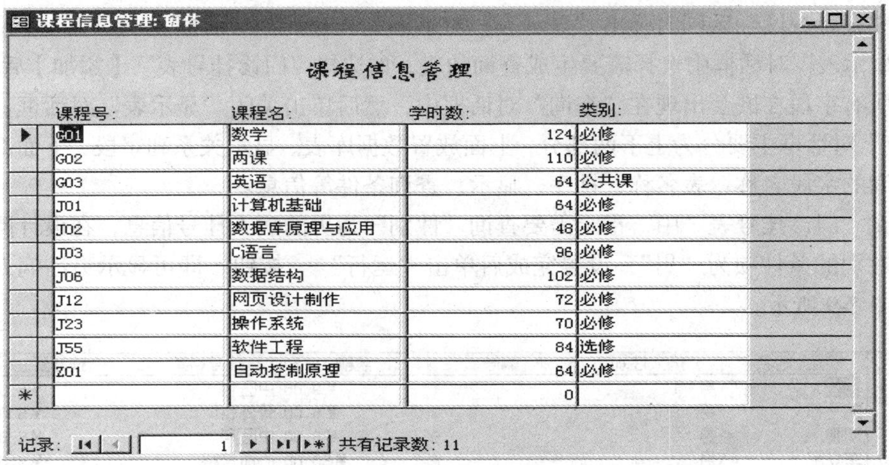

图 7-10　窗体

2. 创建报表。

打开本次活动自建的"学生档案"数据库，按要求完成下面的操作。

（1）使用向导创建一个"学生成绩"报表，要求通过该报表输出每个学生的各门课程的成绩。

（2）用"自动创建报表"向导创建课程信息表纵栏式报表。

（3）使用设计视图创建一个"学生档案"报表，要求输出"学生基本信息"表中的所有字段和记录，并在报表的结尾处添加日期和时间，报表学生自己设计。

3. 利用活动中未用到的方法创建窗体和报表。

知识拓展　SQL 及常见的数据库管理系统

1. SQL 介绍

SQL（Structured Query Language）即结构化查询语言，它是一种数据库查询和程序设计语言，用于存取数据以及查询、更新和管理关系型数据库系统。结构化查询语言语句可以嵌套，这使它具有极大的灵活性和强大的功能。

简单的 SQL 语言查询包括选择列表、FROM 子句和 WHERE 子句。它们分别说明所查询列、查询的表或视图，以及搜索条件等。

（1）选择所有列。

① 查询列：可以是一组列名列表、星号、表达式、变量等。

② 选择部分列并指定它们的显示次序：查询结果集合中数据的排列顺序与选择列表中所指定的列名排列顺序相同。

③ 更改列标题：在选择列表中，可重新指定列标题。

④ 删除重复行。

（2）FROM 子句。

FROM 子句是指定选择 SELECT 语句查询及与查询相关的表或视图。在 FROM 子句中最多可指定 256 个表或视图，它们之间用逗号分隔。

（3）WHERE 子句。

WHERE 子句设置查询条件，筛选去掉不需要的数据行。它可包括下列各种条件运算符。

① 比较运算符（大小比较）：>;、>=、=、<;、<=、<>;、! >;、! <。

② 范围运算符（表达式值是否在指定的范围）：BETWEEN…AND…；NOT BETWEEN…AND…。

③ 列表运算符：IN（table1，table2…）；NOT IN（table1，table2…）。

④ 模式匹配符（判断值是否与指定的字符通配格式相符）：LIKE、NOT LIKE。

⑤ 空值判断符（判断表达式是否为空）：IS NULL、IS NOT NULL。

⑥ 逻辑运算符（用于多条件的逻辑连接）：NOT、AND、OR。

⑦ Where 子句通配字符包括百分号%、下划线、方括号[]。

2. 常见的数据库管理系统

数据库管理系统（Data Base Management System，DBMS）是一种操纵和管理数据库的大型软件，用于建立、使用和维护数据库。它对数据库进行统一的管理和控制，以保证数据库的安全性和完整性。用户通过 DBMS 访问数据库中的数据，数据库管理员也通过 DBMS 进行数据库的维护工作。常见品牌有 Sybase、DB2、Oraclf、MySQL、Access、Visual FoxPro、MS SQL Server、Informix、PostgreSQL，现介绍其中部分数据库管理系统。

（1）Oracle（甲骨文）。

甲骨文公司，全称甲骨文股份有限公司（简称甲骨文），总部位于美国加利福尼亚州的红木滩，是目前全球最大的企业软件公司。Oracle 数据库被认为是业界目前比较成功的关系型数据库管理系统。Oracle 自 1979 年问世，它融汇了数据库的各种先进技术，在小型机及微型机的关系数据库系统领域占有举足轻重的地位。Oracle 数据库采用标准 SQL 语言，支持多种数据类型，提供面向对象操作的数据支持，支持 UNIX、VMS、Windows、OS/2 等多种平台。Oracle 公司的软件产品主要由 3 部分构成：Oracle 服务器产品、Oracle 开发工具和 Oracle 应用软件。其中，服务器产品包括数据库服务器和应用服务器。

（2）DB2。

DB2 是 IBM 公司于 1983 年推出的一个商业化关系数据库管理系统，它是基于 System R 基础实现的。DB2 Universal Database Personal Edition 是专为 OS/2 和 Windows 系统的单用户提供的数据库管理系统；DB2 Universal Database Workgroup Edition 是专为 OS/2 和 Windows 系统的多用户提供的数据库管理系统。

（3）Sybase。

Sybase 公司成立于 1984 年 11 月，总部设在美国加州的 Emeryville（现美国加州的 Dublin 市）。Sybase 公司于 1987 年 5 月推出了关系数据库 Sybase SQL Server 1.0。该公司首先提出了客户机/服务器（C/S 模式）的思想，并在 Sybase SQL Server 中实现。Sybase 数据库主要由服务器软件 Sybase SQL Server、客户端软件 Sybase SQL Toolset 和接口软件 Sybase Client/Server Interface 这 3 类软件产品组成。其中，Sybase SQL Server 服务器软件中的 Sybase SQL Anywhere 是 Sybase 的单机版本，是一个完备的、小型关系数据库管理系统，支持完全的事务处理和 SQL 功能，可以胜任小型数据库应用系统的开发。

（4）Microsoft SQL Server。

Microsoft SQL Server 是微软公司推出的应用于 Windows 操作系统上的关系数据库产品。在 Windows NT 推出后，即将 SQL Server 移植到 Windows NT 系统上。Microsoft SQL Server 只支持

Windows 操作平台。它不提供直接的客户开发工具和平台，只提供 ODBC 和 DB-Library 两个接口。ODBC 接口是一个开放的、标准的访问数据库的接口，允许程序员在多种软件平台上使用第三方的开发工具；DB-Library 是用 C 语言开发的 API，供程序员访问 Microsoft SQL Server。

（5）MySQL。

MySQL 是一个关系型数据库管理系统，由瑞典 MySQL AB 公司开发，目前属于 Oracle 公司。MySQL 的 SQL 是用于访问数据库的最常用标准化语言，分为社区版和商业版。由于其体积小、速度快、总体拥有成本（TCO）低，源码开放，方便用户进行二次开发，因此一般中小型网站的开发都选择 MySQL 作为网站数据库。

用户可以到 MySQL 的官方网站 http://dev.mysql.com/downloads/ 下载最新的版本。

项目 **8**
医疗卫生信息系统

活动 1　医疗卫生信息系统研发的
相关 IT 企业调研

一、活动目的

　　了解 IT 行业中，为医疗卫生领域研发产品的企业动态，了解已开发的软硬件产品对医疗行业产生的影响；强化 Word 软件的使用。

二、活动内容

　　1. 通过网络搜索自我组合"医学信息"、"医院信息系统"、"医疗电子"、"企业"、"公司"等关键字，找到你感兴趣的公司网站。

　　2. 按如下内容组织文字，介绍该公司某一种产品，并谈谈你自己对产品的认识（如应用范围、疑问、改进设想等）。

　　公司简介、产品名称、产品的作用、应用对象及自己对产品的认识与评价，要求图文并茂，合理排版。版面字数要求：1000 字以上。

活动 2　医院信息系统应用状况调查

一、活动目的

　　了解所在地区医院应用医院信息系统情况，强化电子表格的设计与制作能力。

二、活动内容

　　参观所在学校的附属医院的门诊、住院部、放射科、药房或其他部门，找机会与在医院实习或工作的同学、朋友进行交流，了解如表 8-1 所示的信息。

表8-1 医院信息

医院名称	
部门名称	
参观时间	
医院信息系统运转情况	
医院工作人员对医院信息系统的评价	是否好用？有哪些优点、哪些缺点？
开发医院信息系统的公司名称	

活动3　医院信息化建设课题调研

一、活动目的

了解医院信息系统相关的课题研究，强化网络文献检索与幻灯片制作的能力。

二、活动内容

请从如下项目中选择一个你感兴趣的内容，检索相关文献，找出你认可并理解的一篇，按照主题内容制作幻灯片，并找机会给老师和同学演示。

- 数字医学与 HIS 的基础地位。
- 现代医院管理及 HIS 的作用。
- 临床医学与信息技术应用。
- HIS 需求及可行性分析。
- HIS 的社会经济效益分析。
- HIS 的国内外进展。
- HIS 投资策略。
- 系统规划与项目管理。
- HIS 建设的经验教训。
- HIS 的体系结构。
- HIS 的技术特点与属性。
- HIS 的硬软件支撑环境的选择。
- HIS 与医疗保险信息系统的关系。
- HIS 与疫情控制系统的关系。
- Internet 接入与 HIS 安全问题。
- HIS 的整体解决方案。
- HIS 的总体规划分期实施策略。
- HIS 的运行、维护与持续发展。
- 新技术应用（IC 卡、掌上电脑）。

知识拓展　信息系统与管理信息系统

　　信息系统是与信息加工、信息传递、信息存储以及信息利用等有关的系统。信息系统可以不涉及计算机等现代技术，甚至可以是纯人工的。但是，现代通信与计算机技术的发展，使信息系统的处理能力得到很大的提高。现在各种信息系统已经离不开现代通信与计算机技术，所以现在所说的信息系统一般均指人、机共存的系统。信息系统一般包括数据处理系统、管理信息系统、决策支持系统和办公自动化系统。

　　管理信息系统是收集、存储和分析信息，并向组织中的管理人员提供有用信息的系统。它的特点是面向管理工作，提供管理所需要的各种信息。由于现代管理工作的复杂性，管理信息系统一般都是以电子计算机为基础的。按照管理信息系统所面向的管理工作的级别，可以分为面向高层管理、面向中层管理和面向操作级管理的 3 种类型。按管理信息系统组织和存取数据的方式，可以分为使用文件的系统和使用数据库的系统两种类型。按管理信息系统处理作业的方式，可以分为批处理和实时处理的系统两种类型。按管理信息系统各部分之间的联系方式，可以分为集中式和分布式两种类型。管理信息系统的基本特征是具有协助各级管理者的一个信息中心，具有结构化的信息组织和信息流动，可以按职能统一集中电子数据处理作业，通常拥有数据库，具有较强的询问和报告生成能力。由于现代信息技术的发展和管理工作的复杂性，通常管理信息系统是一个以计算机为工具、以数据库技术为基础的系统。一个管理信息系统的工作过程可大致描述如下：首先人们从观察客观事物（具体应用）入手，收集到大量信息，在对这些信息进行记录、整理和分类后送入有关的数据库中保存起来。随后，管理信息系统的使用者根据各自的需求向数据库发出相应的访问请求，系统响应这些请求，从数据库中筛选出所需数据，并对数据进行加工和处理，形成用户所需的计划、控制等决策信息。由此可见，一个管理信息系统不仅是一个简单的统计系统（如企业的产品统计）、一个数据更新系统，还需要知识库系统、方法库系统等支持。管理信息系统的设计是在切实了解客观系统中信息处理的全面实际状况的基础上，合理地改善信息处理的组织方式与技术手段，以达到提高信息处理的效率、提高管理水平的目的。从 20 世纪 60 年代后期开始，逐步发展了管理信息方面各种系统分析和系统设计的方法与工具。目前管理信息系统已成为计算机应用中的一个重要领域。特别是随着现代管理信息技术的日益发展，这个领域已涉及到专家系统、知识系统、决策系统等人工智能技术及计算机网络技术的应用。

项目 **9**
中医药信息处理

活动 1　中医药网络资源的比较与评价

一、活动目的

了解中医药网络信息资源建设情况，设计自己的理想的中医药网站。

二、活动内容

设计搜索关键词，找到你感兴趣的中医药信息资源网站，浏览并比较它们各自的特点，写出对它们的评价，并按照你的理想构思一个网站，并说明通过这个网站能使他人获得怎样的服务？要求写出网站设计目的、目标，并画出总体构思图。

活动 2　中医药信息处理发展动态调研

一、活动目的

了解中医药领域中计算机技术所发挥和即将发挥的作用。

二、活动内容

请阅读如下内容，然后通过与他人交流、上网搜索，查阅你所在学校或你熟悉区域的（以省市自治区为范围）中医药信息处理工作开展情况，并以 Word 或 PPT 格式提供报告。

中国第一个专家系统是《关幼波肝炎诊断治疗程序》，由中国科学院自动化研究所控制论组于 1977 年研制成功，它是采用模糊逻辑算法表达中医辨证施治的专家知识。此后，中国的医学人工智能软件逐步进入黄金发展时期，其中关于中医的软件比关于西医的软件更为充分，仅湖南中医药大学 1982 年的相关课题就有：朱文锋《中医数字辨证机的研究》，高德《伤寒论辨证论治规律电子计算机程序的研究》，郭振球《心血管系统疾病辨证论治电子计算机程序研究》，吴银银、谭日强《谭老经验电子计算机程序研究》，胡欣平、张怀安《张怀安眼科经验电子计算机程序研究》，谭敬书、朱文锋《变态反应性鼻炎与血管舒缩性鼻炎计算机诊疗程序的研究》，郭振球《中医儿科常见疾病辨证诊治电子计算机程序研究》，张怀安《张老经验电子计算机程序研究》等。

自 20 世纪 80 年代起，全国范围内完成研制的中医诊疗专家系统共 140 多个，基本上都是基于规则的决策推理。例如，《罗元恺痛经辨证施治系统》的知识库是树型结构，从节点生长出辨证推理树和施治推理树；推理是对节点可信度的判定，利用回溯机制从始态到终态寻找最优途径。《钱伯煊月经病诊疗经验模拟》是利用通用工具"中医诊疗生成系统"开发的，其规则是产生式专家系统结构。《计算机模拟李敬之胸痹诊疗经验》是根据症状群与证候之间的多种关系建立判别树，用相关强度作为判别依据。《李玉奇慢性胃炎辨证施治系统》诊断模型首先是逻辑检索诊断，未果则计算隶属函数，再未果则依专家经验定诊断条件。《姚白贞妇科专家诊疗系统》通过逆向推理获取专家知识，用数组、矩阵表达知识，以多级极大值搜索法建立启发式联想推理机。《中医妇科多专家咨询系统》在医理结构中增加了一层选择专家，再用分支搜索、模糊决策，解决不同专家的不同处方问题。《赵松泉中医诊治女性不孕症专家系统》使用了人工神经网络技术等。上述系统都受到"早期专家系统"概念的限制，问答式切入过程太长，专家个人的知识面还是相对较窄，医生思维及病人病情都只能跟着专家走，很容易超出系统边界，得不到圆满的诊断结果，所以至今没有一个能保持长期在临床实用。

在中国，商品化的医学诊断软件主要有以下 4 种。

（1）河南的《李家琪智能诊治电脑》活跃了 20 多年，它是耳部皮肤低电阻原理的电脑检测系统，只在有限范围内对部分特异性疾病才有比较确定的诊断结果。后来他们扩大了病种范围，却同时扩大了误诊误判。

（2）上海的《通宝中医药咨询系统》是商品化了的系统，借用了信息管理系统的开发方法，号称具有诊断功能，实际上是计算机的检索功能，因而被定名为咨询系统，该系统内容比较庞杂。

（3）上海市卫生局科研项目《中医计算机辅助诊疗系统》主要使用了多级索引技术，因而具有强烈的序列性列表的使用特点。系统要求医生把检获的病人主要症状，按医生认定的重要程度的顺序排列下来，并且给定其量化值。之后，可以得到的结果是一个列表，列表按相关程度排列病名连同症候。该系统没有使用智能化特征的回溯和遍历技术。

（4）湖南中医学院朱文锋教授完成的《中医辨证论治电脑系统》，建立起了完整的辨证论治体系。它将中医所用到的各种辨证概念进行综合、抽象、分析、遴选，共得出 60 个病机模元，分别用以承担诊断和辨证过程中病位、病因、病性、病势的辨证实质，形成组合式辨证核心；再由病机模元的随机组合去匹配 1500 个证名模式，从证名模式的固定搭配得到最后的治疗处方。

中国的西医专家系统相对保守，课题选择也较小。例如，在妇科方面，1982 年宇文贤开发了滋养细胞疾病的电子计算机诊断医疗专家咨询系统；重庆医科大学第二附属医院石应珊等报道应用计算机辅助判断头位分娩，该系统根据头位难产和头位分娩评分法及贝叶斯定理，其前瞻性地判断阴道自然分娩、催产和（或）助产及剖宫产的总符合率达 94.52%，同期临床符合率为 80.39%。

据在中国人工智能学会 2001 年全国学术会上所列举的中国特色人工智能应用技术的排列顺序，中医专家系统被排在最前面。关于中西医结合方面的临床医学决策软件目前尚未出现。有少量中医软件用到了西医病名或西药药名，在西医和中医两个方面都没有人工智能意义上的决策推断，因此算不上中西医结合决策软件。

活动3 "数字人体——人体系统数字学" 学习讨论

一、活动目的

了解中医信息学的研究前沿方向。

二、活动内容

1. 阅读下面的文章。

数字人体——人体系统数字学

参考来源：http://www.tianyabook.com/kepu2005/dp/102.htm

据悉，我国第一部"数字人体——人体系统数字学"研究论文已结集出版；来自研究所、高校的中西医学界和信息科学界的学者们，参加了全国第一届"数字人体——人体系统数字学"研讨会；而我国第一部"数字人体"方面的专著《数字人体——人体系统数字学》已经付梓，不久即将面市。数字人体研究示范已经开始，专家们已经开始用"数字人体——人体系统数字学"的研究思路和理论基础，联系自己的专业实际，开始了探索，这是十分难能可贵的。据了解，目前开展的主要研究工作如下。

1. "数字人体——人体系统数字学"的理论体系、标准化体系和信息平台结构研究。据毕思文研究员介绍，该项研究工作首先在理清数字人体的研究思路、基本概念和特征的基础上，提出数字人体的研究任务、研究内容和理论体系。其次，开展"数字人体"标准化体系研究，制定和引用数字人体构建的各类数据标准。建立数字人体的标准化体系总表和数据标准化子系统（信息指标体系、信息分类编码、数据控制和质量标准）、信息处理标准化子系统（信息系统开发、信息交换接口、空间数据转换格式标准）、系统构建标准化子系统（软件硬环境、数据库标准）、管理标准化子系统（管理规定、术语标准和管理办法标准），实现数字资源共享。最后，根据数字人体的理论体系和系统标准，构建数字人体信息系统总体的技术体系，进行数字人体系统总体功能和模块设计，建立统一信息共享平台。

2. "数字人脑"研究。韩力群教授领导的"数字人脑"研究工作主要从事"数字人体"的并行信息处理与多级协调控制方法研究。目前对人脑神经系统的研究主要是在细胞和分子水平上对人脑神经系统结构和功能进行微观层次的研究，而"数字人脑"研究则是对人脑神经系统信息处理规律进行系统层次的探索，这种系统层次的研究更有利于对脑内的信息处理形成总体性的概念，更易于详尽研究包含各种相互作用的复杂非线性神经系统，通过仿真和实验结果对比，有可能发现新现象并设计新实验，近年来正逐渐展现出其强大的生命力。

3. "数字经络"研究。北京邮电大学王枞教授提出的"数字经络"，重点研究"数字人体"的集散通信体制与双向信息传输调度方法。从控制论观点出发，结合中医"经络学说"和西医"神经学说"，主要研究经络在控制整个人体生命活动的信息传播机制、途径、方式等，开展"数字经络"的信道网络模型与集散通信体制及信息传输方法研究。

4. "数字感官"研究。中科院自动化所杨一平研究员和杨国胜副研究员从事的"数字感官"

研究，主要研究数字人体系统的信息获取方法和机理，包括感觉系统机理研究、感觉信息处理研究、多媒体多模式信息获取与融合算法研究和多光谱的人体识别技术等内容。从视觉、听觉信息流的角度和经络穴位的观点出发，系统地研究视觉、听觉、触觉系统的输入/输出通道、视觉信息处理过程、视觉行为和视觉模式识别，并研究人体系统的成像光谱技术、基于成像光谱图像的人体经络信息提取方法、基于特征信息的人体经络系统的识别和数字化重建和人体系统典型信息谱库的建立。

5. "数字脏腑"研究。北京中医药大学东直门医院高颖教授的"数字脏腑"研究工作，主要研究数字人体的整体综合调控理论与方法，重点是建立人的数字脏腑系统功能模型并提出整体综合调控理论与方法。"数字脏腑"是以五脏为主体，将六腑、五体、五官、九窍、四肢百骸等组织器官系统地联系成有机的整体，以上 5 个系统是通过经脉的络属沟通，气血的流贯，相互联系，并按照五行生克制化的规律进行调节和控制，保证机体生命活动的协调统一。此外，从生理功能和病理状态两个方面，重点研究脏与脏，脏与腑之间的关系，以探讨脏腑系统的整体调控理论与方法。

6. "数字藏象人"研究。北京中医药大学任廷革、中科院数学研究所高全泉等人提出"数字藏象人"的概念。他们认为，"数字"是运用计算机科学与技术、信息科学理论等虚拟现实的研究方法和手段，"藏象"是研究的对象，是中医理论的核心内容，中医学理论体系形成的基础，"人"是研究内容的载体。"数字藏象人"将中医学认为人体所具备的功能、状态、行为等生命属性，用数字化的信息形式表达出来。数字藏象人基础性研究包括 3 个方面的内容：一是藏象理论数据库的构建；二是藏象理论知识库的研究；三是藏象理论模型库的研制。数字藏象人基础性研究力图在藏象理论研究与现代科学技术的切入方面搭建一个平台，在信息技术的帮助下实现多层次、多学科的综合性研究作出有意义的探索。

"数字人体"是一项复杂的系统工程，其中有许多共性问题，也存在许多区域性和具有本国特征的特定需求和环境，需要进一步探讨。考虑到从全球到地区的不同角度的需求，专家们认为，应该为"数字人体"提出一个统一的、多层次的科学框架结构；确定自主开发与全球共建共享的科学数据规范、源数据标准和信息交换协议；建立全球性的网络连接，以保障全球性的人体观测数据的提供与定期更新；创造透明点访问和导航；协调有关系统效率和信息安全与管理法规等。因此，专家学者呼吁，各领域科技工作者应携手并肩，联合作战，为合作研究具有中国特色和原始性创新的"数字人体——人体系统数字学"而共同努力。

2. 查阅相关资料，对"数字藏象"、"数字经络"、"数字脏腑"进行讨论（此题要求学生对中医基础理论有一定的了解），讨论不拘泥于形式，鼓励创新思维。

3. 有条件的学校可以围绕"数字人体——人体系统数字学"，通过举办竞赛活动来提高学生的创新思维能力。

知识拓展　世界中医药学会联合会
中医药标准化建设委员会

由世界中医药学会联合会主办、湖南中医药大学承办的世界中医药学会联合会第二届第四次理事会与第三次监事会、中国长沙首届中医药标准化国际论坛暨世界中医药学会联合会标准化建设委员会成立大会于 2009 年 5 月 15 日到 18 日在长沙召开。来自 24 个国家和地区的近百名代表参加了会议。世界中医药学会联合会中医药标准化建设委员会正式成立，湖南中医药大学被推举为标准化建设委员会挂靠单位，湖南中医药大学党委书记、湖南省中医药研究院院长蔡光先教授被推选为标准化建设委员会首任会长。国家中医药管理局副局长李大宁教授、世界中医药学会联合会副主席兼秘书长李振吉教授被聘为名誉会长，标准化建设委员会首批理事为 66 人，来自全球 15 个国家和地区，其中海外理事 23 人。标准化建设委员会的成立，是中医药标准化道路上的一件大事，必将进一步推动中医药标准化的进程。

中医药作为世界上保存最完整、影响力最大、使用人口最多的传统医药体系，在临床疗效、用药安全、服务方式、费用等诸多方面都有明显优势。虽然中医在国外影响越来越大，但至今在大多数西方国家还未取得合法地位，中医药诊所、药店大多没有得到当地的法律保护。

何以会如此？世中联标准化建设委员会会长蔡光先教授在接受记者采访时一语中的：关键是缺乏标准化。中医药的理论体系已经逐步在国际医学界得到认可，目前迫切需要对中医药概念和事物制定统一的国际标准。

湖南中医药大学的标准化研究起步于 20 世纪 90 年代。当时以朱文锋教授为首的团队开展了中医临床诊疗术语的规范化、标准化研究，形成了《中医临床诊疗术语·疾病部分》《中医临床诊疗术语·治法部分》《中医临床诊疗术语·证候部分》3 个标准，由国家技术监督局于 1997 年 3 月 4 日以中华人民共和国国家标准正式发布；以蔡光先教授为首的科研团队研究的中药超微饮片标准，是世界上第一套中药超微饮片标准，建立了 100 种常用中药超微饮片的质量标准，其中 36 种建立了指纹图谱，70 种建立了含量测定，96 种建立了薄层鉴别，并附有彩色图谱；由湖南中医药大学曾建国博士为主要起草人制定的单味中药提取物标准，由商务部于 2005 年 2 月 16 日以中华人民共和国外经贸行业标准正式发布，首批"枳实提取物"、"贯叶连翘提取物"、"缬草提取物"、"当归提取物"、"红车轴草提取物"的标准已经从 2005 年 4 月 1 日起开始实施，现正在制定"五味子提取物"、"黄芩提取物"、"虎杖提取物"、"紫锥菊提取物"等单味中药标准。

标准化建委会成立后，将根据中医药标准化的现状，针对管理类、技术类和基础类标准的不同，组建各专业分会，建立中医药标准化网站，向中医药行业宣传介绍国际标准化发展的新动向，向全球宣传推广中医药标准化成果；吸纳各方面力量，开展重大项目的联合攻关，目前主要从中医疗效评价标准、中医师培养标准、中医诊所管理标准、中药超微饮片质量标准等项目入手开展国际性科研合作；开展系统整理，加大执行推广力度，并研究中医药标准化运作的保障机制和监管机制，以推动中医药标准化建设迈上新台阶。

第 2 部分　综合测试

浏览如后所示的医院信息化问卷调查（1）与医院信息化问卷调查（2），并开展综合测试活动。

一、测试方法

1. 课外开展活动：按班级的人数平均分组，5～8 人组成一个团队；推选组长和副组长一名，各组组长、副组长负责任务分配、记录，成绩初评。

2. 课堂总结活动：包括各小组代表的报告、作品展示、活动答辩、评奖等。

3. 老师给出终评成绩。

二、测试要求

各小组需要完成以下任务。

1. 利用 Word 或 Excel 制作完整的医院信息化问卷调查一份，要求整合医院信息化问卷调查（1）与医院信息化问卷调查（2）。

2. 上网查资料找出下列术语的解释或相关知识，并排版。

门诊、急诊导诊系统	万方数据库
门诊、急诊挂号排队叫号系统	重庆维普
门诊、急诊划价收费系统	医疗保险和社区卫生服务接口
门诊、急诊药房管理系统	病人就医一卡通（院内）
门诊、急诊医生工作站系统	病人就医一卡通（院际）
门诊、急诊护士工作站系统	与 120、119 联动系统
住院病人入出转管理系统	临床数据仓库
住院病人费用管理系统	远程医疗系统
住院病人床位管理系统	病人查询终端
住院病人医嘱管理系统	知识管理平台
住院药房管理系统	患者在线服务平台
住院医生工作站系统	临床决策支持系统
住院护士工作站系统	医疗管理与质量监控系统
药库管理系统	CBMDisc
制剂管理系统	OVID
临床检验分系统	MEDline

病理信息系统	Pubmed
放射信息系统	EMBASE
实验室信息系统	CNKI
医疗设备与耗材管理分系统	超星图书馆
PACS 系统	远程医疗
电子病历	远程会诊
电子化标准处方	企业级服务器
办公自动化系统（OA）	部门级服务器
医院资源计划系统（ERP）	PC 服务器
客户关系管理系统（CRM）	网络交换机
财务管理和经济核算管理分系统	PC 机
人事管理分系统	掌上电脑 PDA
后勤管理分系统	笔记本电脑 Laptop
病历管理和医疗统计分系统	平板电脑 Tablet PC
综合查询与分析系统	网络设备
数据安全技术	通讯设备
无线信息设备	网络布线
电子商务	掌上电脑
自动预警与临床呼叫	条形码技术
电子签名	数据仓库
入侵检测	知识管理
综合布线	数据挖掘
光纤	平板电脑
POS 设备	分布式计算
Web	防火墙
CIO	VPN
Modem	DICOM
ADSL	HL7
ISDN	Cable Modem
DDN	VLAN
RFID	VoIP

3. 在任务 2 的基础上，编一份电子小报，包括设计栏目，充实内容，排版。可上网下载 doc\ppt\pdf\或相关的 swf\avi\rar\jpeg 等格式文件充实素材。

4. 找一个大家都认可的、感兴趣的文献或专题，利用 PowerPont 制作一份技术演示文档，要求有声有色。

5. 将本活动过程中下载和制作的文件分别压缩打包，传到指定网站，最后发邮件到指定邮箱。

医院信息化问卷调查（1）

一、填空题

1. 医院实有床位数（张）：（　　　　）　　　　　　　　　　张。
2. 医院在职工作人员数：（　　　　）　　　　　　　　　　人。
3. 医院上年门诊量（人次）：（　　　　）　　　　　　　人次。
4. 医院上年度出院总人次：（　　　　）　　　　　　　　人次。
5. 医院上年度总收入（万元）：（　　　　）　　　　　　万元。
6. 医院网络布线节点总数为：（　　　　）　　　　　　　个。
7. 医院网络布线节点已被连接使用的节点总数为：（　　　　）　个。
8. 计算机联入院内局域网数量为：（　　　　）　　　　　台。
9. 医院计算机接入互联网数量为：（　　　　）　　　　　台。
10. 医院主持和参与远程会诊情况（院际会诊）：（　　　　）　次/年。
11. 医院利用网络进行院内会诊情况：（　　　　）　　　　次/年。
12. 医护人员使用电子化学习的比例：（　　　　）。
13. 信息系统平均无故障时间为多少：（　　　　）　　　　月。
14. 医院主持和参与远程会诊情况（院际会诊）：（　　　　）　次/年。
15. 医院利用网络进行院内会诊情况：（　　　　）　　　　次/年。

二、选择题

1. 医院的卫生机构类别：【　　　】。
   A. 综合医院　　　　　B. 中医医院　　　　C. 中西医结合医院
   D. 专科医院　　　　　E. 其他
2. 医院等级：【　　　】。
   A. 三级　　　　　　　B. 二级　　　　　　C. 一级　　　　　　D. 其他
3. 医院信息化工作一把手为：【　　　】。
   A. 院长　　　　　　　B. 副院长　　　　　C. 部门领导　　　　D. 没有明确的领导
4. 医院是否有专门的信息化部门：【　　　】。
   A. 有　　　　　　　　B. 没有
5. 医院是否有专职的信息部门负责人：【　　　】。
   A. 有　　　　　　　　B. 没有
6. 医院信息化预算情况：【　　　】。
   A. 有单列信息化预算　　　　　　　B. 信息化预算分散在总体预算中
   C. 无成文的信息化预算
7. 医院信息化规划制定情况：【　　　】。
   A. 医院有专门的信息化规划　　　　B. 医院的信息化规划分散在总体规划中
   C. 医院没有信息化规划

8. 近5年来医院信息化建设投入资金变化情况：【　　　】。

    A. 预算相对稳定，并逐年增加　　　　　B. 预算相对稳定，并逐年减少

    C. 资金投入预算比较随意

9. 医院网络是否已与主管部门联网：【　　　】。

    A. 是　　　　　　　　B. 否

10. 综合布线系统为：【　　　】。

    A. 五类系统　　　　　B. 超五类系统　　C. 六类系统

    D. 七类系统　　　　　E. 其他

11. 医院内部网络主干介质为：【　　　】。

    A. 光缆　　　　　　　B. 双绞线　　　　C. 同轴电缆　　　D. 微波　　E. 其他

12. 医院内部主干网络带宽情况：【　　　】。

    A. 10Gbit/s 及以上　　B. 1Gbit/s　　　　C. 100Mbit/s　　　D. 10Mbit/s 及以下

13. 医院网络的出口带宽为：【　　　】。

    A. 1Gbit/s 及以上　　　B. 100Mbit/s　　　C. 10Mbit/s　　　D. 1Mbit/s 及以下

14. 医院网络接入互联网的方式为：【　　　】。

    A. Modem　　　　　　B. ADSL　　　　　C. ISDN　　　　　D. DDN

    E. Cable Modem　　　　F. 光纤　　　　　G. 其他

15. 医院的网站建设主要采用的方式为：【　　　】。

    A. 自建自管　　　　　B. 自建托管　　　C. 代建　　　　　D. 尚未建　E. 其他

16. 医院信息系统开发主要采用的模式为：【　　　】。

    A. 自行开发　　　　　B. 委托开发　　　C. 合作开发

    D. 购买成品软件　　　E. 未知

17. 医院信息化建设目前所处的阶段：【　　　】。

    A. 医院管理信息化阶段　　　　　　　B. 临床管理信息化阶段

    C. 局域医疗卫生服务阶段

18. 医院决策的信息化水平：【　　　】。

    A. 采用人工智能专家系统，进入管理和医疗决策智能化

    B. 能开展数据分析处理，对各种决策方案优选，为管理和医疗决策提供辅助支持

    C. 通过信息资源的开发利用，能为医院的决策提供初步支持

    D. 医院的信息资料基本没有得到利用

19. 医院在临床上使用循证医学方法情况：【　　　】。

    A. 充分利用信息资源，开展了循证医学方法

    B. 部分采用了循证医学方法　　　　　C. 完全没有

20. 贵医院在信息化建设进程中是否采用了统一的信息编码体系：【　　　】。

    A. 是的，全部采用　　B. 部分采用　　　C. 完全没有

21. 贵医院信息化建设中已经使用标准有：（可多选）【　　　】。

    A. HL7　　　　　　　B. DICOM3　　　C. ICD9/ICD10　　D. ICPM 医疗处置码

    E. SMOMED 编码　　　F. LOINC　　　　G. 没有使用

22. 医院采用了哪些网络安全措施（可多选）：【　　　】。

    A. 域用户管理模式　　B. 防火墙设备　　C. 防毒墙设备

D. VPN \ VLAN 划分　　　　E. 上网行为管理　F. 入侵检测

G. 其他措施　　　　　　　　H. 没有采取任何措施

23. 医院采用了哪些体系结构的安全措施（可多选）：【　　　】。

A. 服务器双机热备　B. 服务器集群　C. 容错机

D. 服务器负载均衡　E. 其他措施　F. 没有任何安全措施

24. 医院采用了哪些数据安全措施（可多选）：【　　　】。

A. 数据离线存储　　　B. 数据冷备份　　　　　C. 数据库镜像备份

D. 数据灾难备份　　　E. 集中存储异地镜像备份　F. 数据加密

G. 电子签名加密　　　H. 数据库访问监控　　　　I. 多级密码认证

J. 其他措施　　　　　K. 无相关安全措施

25. 防病毒软件及设备使用情况（可多选）：【　　　】。

A. 安装企业级杀毒软件　　　　B. 安装了入侵监测设备

C. 安装了物理隔离设备　　　　D. VPN 设备

E. 没有安装任何杀毒软件或设备

26. 医院信息系统应急预案制定情况：【　　　】。

A. 有完善的信息系统应急预案　　B. 有预案，但不完善　　C. 没有预案

27. 医院是否制定了详细的信息系统安全制度与措施：【　　　】。

A. 有完善的制度和措施　　　　B. 有制度和措施，但不完善　　C. 没有

28. 信息化建设前后坏账增减情况：【　　　】。

A. 有较大幅度增加　　　　　　B. 有较小幅度增加　　　　C. 没有变化

D. 有较小幅度减少　　　　　　E. 有较大幅度减少

29. 平均住院费用变化：【　　　】。

A. 有较大幅度增加　　　　　　B. 有较小幅度增加　　　　C. 没有变化

D. 有较小幅度减少　　　　　　E. 有较大幅度减少

30. 平均住院日变化：【　　　】。

A. 有较大幅度增加　　　　　　B. 有较小幅度增加　　　　C. 没有变化

D. 有较小幅度减少　　　　　　E. 有较大幅度减少

31. 药品库存变化情况：【　　　】。

A. 有较大幅度增加　　　　　　B. 有较小幅度增加　　　　C. 没有变化

D. 有较小幅度减少　　　　　　E. 有较大幅度减少

32. 医疗耗材库存变化情况：【　　　】。

A. 有较大幅度增加　　　　　　B. 有较小幅度增加　　　　C. 没有变化

D. 有较小幅度减少　　　　　　E. 有较大幅度减少

33. 日门诊量变化情况：【　　　】。

A. 有较大幅度增加　　　　　　B. 有较小幅度增加　　　　C. 没有变化

D. 有较小幅度减少　　　　　　E. 有较大幅度减少

34. 医院财务决算能力变化情况，能在【　　　】内完成结算。

A. 24 小时以上　　　　　　　　B. 24 小时内　　　　　C. 12 小时内

D. 6 小时内　　　　　　　　　E. 2 小时内　　　　　　F. 实时结算

35. 信息化对医院管理环节的覆盖程度：【　　】。

    A. 完全没有　　　　　　　　　　　B. 25%左右　　　　　　C. 50%左右

    D. 75%左右　　　　　　　　　　　E. 100%

36. 信息化对医院业务环节的覆盖程度：【　　】。

    A. 完全没有　　　　　　　　　　　B. 25%左右　　　　　　C. 50%左右

    D. 75%左右　　　　　　　　　　　E. 100%

37. 信息技术的运用对医疗业务传统处理模式的改造比例为【　　】。

    A. 完全没有　　　　　　　　　　　B. 25%左右　　　　　　C. 50%左右

    D. 75%左右　　　　　　　　　　　E. 100%

38. 你认为影响医院信息化应用水平提高的关键因素有：（可多选，请排序）【　　】。

    A. 没有更先进的软件　　　　　　B. 领导重视不够

    C. 存在盲目建设的现象　　　　　D. 业务流程亟待优化

    E. 信息化部门地位有待提高

    F. 软件开发商的解决方案很难符合医院实际　　　　G. 其他

39. 你认为在考察医院信息化实施效果时，哪些指标最重要：（可多选，请排序）【　　】。

    A. 利润　　　　　B. 管理效率　　　C. 医疗服务能力　　D. 医院形象

    E. 核心竞争力　　F. 成本　　　　　G. 服务水平　　　　H. 医患关系

    I. 对外沟通能力　J. IT装备水平　　K. 制度和管理创新能力　　L. 其他_____

40. 你认为判定医院信息化成功的主要标志有：（可多选，请排序）【　　】。

    A. 经济效益提高　　B. 医疗服务能力提高　　　　C. 建立CIO制度

    D. 服务水平提高　　E. 管理水平提高　　　　　　F. 竞争力提高

    G. 信息意识提高　　H. 社会形象提高　　　　　　I. 制度和管理创新能力提高

    J. 医患关系和谐　　K. 信息技术在医院得以普遍应用　L. 其他_____

41. 你对贵医院信息化所取得的成效的评价是：【　　】。

    A. 满意　　　　　　B. 较满意　　　　C. 不满意　　　　D. 不好说

42. 下列哪一（几）种方法更适合评价医院信息化实施效果：（可多选，请排序）【　　】。

    A. 成本收益法　　　B. 多指标加权法　C. 专家评价法　　D. 其他：_____

43. 你认为制约我市医院信息化发展的主要因素有：（可多选）

（1）外部因素（可多选，请排序）【　　】。

    A. 全民信息意识　　B. 法律法规　　　C. 信息基础设施　　D. 经济发展水平

    E. 数据标准规范　　F. 安全保密问题　G. 缺乏合适的产品H. 其他

（2）内部因素（可多选，请排序）【　　】。

    A. 领导信息意识　　B. 医院管理水平　C. 传统工作习惯

    D. 信息技术使用水平　　　　　　E. 资金短缺　　　　F. 信息技术人才

    G. 未建立CIO制度H. 信息技术战略计划

    I. 信息技术带来的好处不明显　　　　　J. 其他

44. 我市在推进医院信息化建设方面的工作重点应是：（可多选，请排序）【　　】。

    A. 组织领导　　　B. 资金投入　　　C. 财税政策　　　D. 标准规范

    E. 法律法规　　　F. 示范工程　　　G. 培训　　　　　H. 规划

    I. 基础设施　　　J. 理论研究　　　K. 其他_____

45. 行业管理部门在推进医院信息化中的重点工作应是：（可多选，请排序）【　　　】。

　　A. 行业规划　　　　　B. 行业标准　　　C. 示范工程　　　　　D. 行业信息系统

　　E. 培训　　　　　　　F. 法律法规　　　G. 其他_____

46. 你对市场上的 HIS（医院信息系统）软件产品的评价是：【　　　】。

　　A. 大同小异　　　　　B. 很先进　　　　C. 脱离医院实际　　　D. 不了解

47. 作为医院的 CIO 或分管领导，你最关心或将要采用的信息技术有：（请按重要性排序）
【　　　】。

　　A. 掌上电脑　　　　　　　　　　B. 条形码技术　　　　　　C. 数据仓库

　　D. 基于 Web 的临床应用　　　　E. 数据安全技术　　　　　F. 无线信息设备

　　G. 电子商务　　　　　　　　　　H. 自动预警与临床呼叫　 I. 电子签名

　　J. VoIP　　　　　　　　K. RFID 技术　　　L. 知识管理与数据挖掘

　　M. 平板电脑　　　　　　N. 分布式计算应用　　　　　　　　O. 多系统界面集成

医院信息化问卷调查（2）

医院信息化资金投入情况调查表

项　目	资金（万元）	备　注
年至　年　累计投入资金：		
其中　购买系统软件与支撑软件：		
信息系统等应用软件的开发与购买：		①资金单位为万元，可保留小数点后面 2 位小数；
购买服务器：		
购买 PC：		
购买网络设备：		②左边的累计投入资金应为各分项目投入资金之和。
购买通信设备：		
网络布线：		
人力资源：		
信息技术服务费用：		

医院目前拥有的计算机及相关设备数量调查表

序　号	设　备	数量（台）	设备金额	经费来源	备　注
（1）	小型机以上				
（2）	企业级服务器				
（3）	部门级服务器				
（4）	PC 服务器				
（5）	网络交换机				

续表

序　号	设　　备	数量（台）	设备金额	经费来源	备　注
（6）	PC				
（7）	掌上电脑 PDA				
（8）	笔记本电脑 Laptop				
（9）	平板电脑 Tablet PC				
（10）	POS 设备				

医院医学检验、检查设备的数字化状况调查表

序　号	设备分类	设备数量（台）
（1）	医院已拥有的数字化医学检验、检查设备数量（包括完成模数转换的设备）	
（2）	医院已拥有的模拟医学检验、检查设备数量（仅指仍在模拟状态下工作的设备）	
（3）	医院拥有的数字化检验、检查设备中，已连入医院相关信息系统的数量	

办公室自动化已经实现的功能调查
（在相应的栏目内打"√"）

序　号	功　　能	已实现	正在开发	备　注
（1）	文档共享			
（2）	收文管理			
（3）	发文管理			
（4）	会议管理			
（5）	日程安排			
（6）	公布医疗政策和处理过程			
（7）	周/月报表管理			
（8）	信息资源			
（9）	信息发布			
（10）	业务讨论			
（11）	管理患者费用支付			
（12）	患者临床信息存取			
（13）	电子邮件			
（14）	个人数据管理			
（15）	档案管理			
（16）	人力资源管理			
（17）	固定资产管理			
（18）	决策支持			

医院网站栏目调查

（在相应的栏目内打"√"）

序　号	网站栏目	已　建	在　建	备　注
（1）	医院推广			
（2）	信息发布			
（3）	人员招聘			
（4）	专家介绍			
（5）	科室介绍			
（6）	远程医疗			
（7）	远程会诊			
（8）	在线咨询			
（9）	患者基本信息			
（10）	患者病历查询			
（11）	在线健康评估			
（12）	门诊排班信息			
（13）	网上挂号			
（14）	网上支付			
（15）	网上采购			
（16）	专业论坛			
（17）	其他_____			
（18）	其他_____			

医院信息化建设项目情况调查表

（在相应的栏目内打"√"）

序　号	信息化项目	已　建	在　建	拟　建	无打算	备　注
（1）	门诊、急诊导诊系统					
（2）	门诊、急诊挂号排队叫号系统					
（3）	门诊、急诊划价收费系统					
（4）	门诊、急诊药房管理系统					
（5）	门诊、急诊医生工作站系统					
（6）	门诊、急诊护士工作站系统					
（7）	住院病人入出转管理系统					
（8）	住院病人费用管理系统					
（9）	住院病人床位管理系统					
（10）	住院病人医嘱管理系统					
（11）	住院药房管理系统					
（12）	住院医生工作站系统					

续表

序号	信息化项目	已 建	在 建	拟 建	无打算	备注
（13）	住院护士工作站系统					
（14）	药库管理系统					
（16）	临床检验分系统					
（17）	病理信息系统					
（18）	放射信息系统					
（19）	实验室信息系统					
（20）	医疗设备与耗材管理分系统					
（21）	PACS系统					
（22）	电子病历					
（23）	电子化标准处方					
（24）	办公自动化系统（OA）					
（25）	医院资源计划系统（ERP）					
（26）	客户关系管理系统（CRM）					
（27）	财务管理和经济核算管理分系统					
（28）	人事管理分系统					
（29）	后勤管理分系统					
（30）	病历管理和医疗统计分系统					
（31）	综合查询与分析分系统					
（32）	临床决策支持系统					
（33）	医疗管理与质量监控系统					
（34）	临床数据仓库					
（35）	远程医疗系统					
（36）	病人查询终端					
（37）	知识管理平台					
（38）	患者在线服务平台					
（39）	医疗保险和社区卫生服务接口					
（40）	病人就医一卡通（院内）					
（41）	病人就医一卡通（院际）					
（42）	与120、119等联动系统					
（43）	其他（请注明：_____）					

电子信息资源拥有情况调查表

（在相应的栏目内打"√"）

数据库名称	拥有情况		利用情况			更新频率					
	有	没有	较好	一般	较差	实时	每月	每季	半年	每年	从未
CNKI											
万方数据库											
CBMDisc											
重庆维普											
OVID											
MEDline/Pubmed											
EMBASE											
超星图书馆											
其他_____											

医院拥有专职信息技术人员情况调查表

人员分类		人员数量（人）	备　注
专职信息技术人员总数			①信息技术人员总数应等于按学历分类人员总和
①其中	有博士学位人员		②信息技术人员总数应等于按专业背景分类人员总和
①其中	有硕士学位人员		
	有学士学位人员		
	专科及以下人员		
②其中	计算机专业人员		
	信息管理专业人员		
	医学专业人员		
	其他专业人员		

医院内职工信息技术使用培训情况调查表

培训对象	完成情况（百分比）	培训效果				备　注
		很好	比较好	一般	比较差	
医院领导						
科室负责人						
医　生						
护　士						
其他人员						
医护人员使用电子化学习的比例：						

信息安全方面资金投入情况调查表

项 目		资金额度（万元）	备 注
投入总额			投入总额应等于各分项投入之和
其中	软件投入		
	硬件投入		
	培训投入		
	人力资源投入		
	其他投入		